Boko Pascal AKABASSI

Baobá, Kpassa ou a planta com destreza medicinal

Boko Pascal AKABASSI

Baobá, Kpassa ou a planta com destreza medicinal

Allossekpínmánssín ou a perspetiva de saúde para todos

ScienciaScripts

Cover image: www.ingimage.com

This book is a translation from the original published under ISBN 978-620-6-71144-5.

Publisher:
Sciencia Scripts
is a trademark of
Dodo Books Indian Ocean Ltd. and OmniScriptum S.R.L publishing group

120 High Road, East Finchley, London, N2 9ED, United Kingdom
Str. Armeneasca 28/1, office 1, Chisinau MD-2012, Republic of Moldova, Europe
Printed at: see last page
ISBN: 978-620-8-07809-6

Conteúdo

AGRADECIMENTOS ... 2
DEDICAÇÃO ... 3
INTRODUÇÃO ... 4
CAPÍTULO 1 ... 5
CAPÍTULO 2 ... 10
CAPÍTULO 3 ... 16
CAPÍTULO 4 ... 26
CAPÍTULO 5 ... 27
CAPÍTULO 6 ... 54
CONCLUSÃO ... 121
BIBLIOGRAFIA ... 122

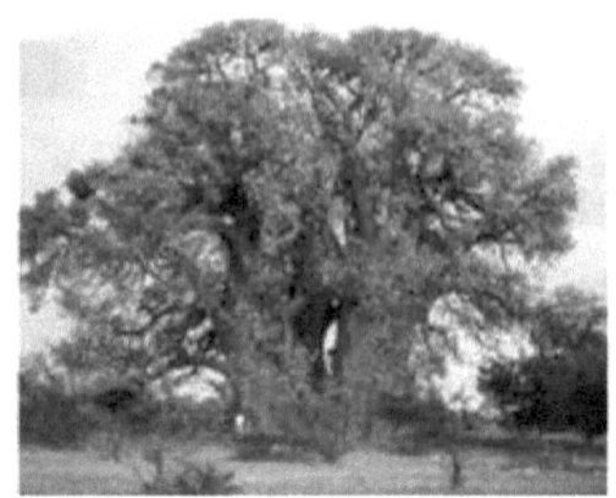

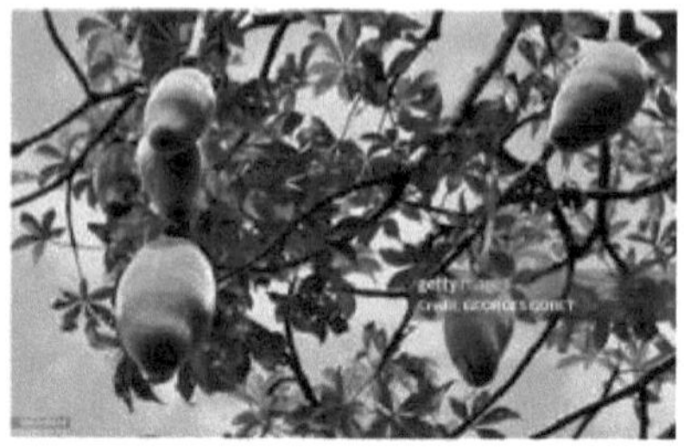

AGRADECIMENTOS

Os meus sinceros agradecimentos a todos os informadores que não se pouparam a esforços para me abrirem a mente para as riquezas insondáveis da medicina natural, cujos mistérios são normalmente ditos como reservados aos iniciados. Obrigado a todos pela grande disponibilidade e honestidade que sempre demonstraram, e pela paciência requintada que sempre demonstraram em cada encontro. O meu agradecimento especial a vós, senhores:

AGOSSOU Nounagnon Marcel, exorcista leigo em Cotonou AHLEGNAN Émile, médico tradicional em Calavi.

AHOUANGAN Koffi Lucien, médico tradicional, Banamè-Awolokpodji AKABASSI Benjamin, médico tradicional, Centro Za-Kpota

ALLINHLENON Sylvain, médico tradicional, especialista em fracturas e luxações em Tindji.

ATTINHOUHOU Thomas, médico tradicional no Centro Za-Kpota

AWONON Bienvenu, médico tradicional no Centro Za-Kpota

AWONON Pierre, médico tradicional no Centro Za-Kpota

Daa Bokonon Segan, médico tradicional, adivinho, sacerdote de Fa (Bokonon) em Affossogba

Daa Yanon: curandeiro e sacerdote adivinho de Fa (Bokonon) em Tindji GOGBE Elie, médico tradicional, especialista em doenças mentais em Davègo.

HOUNNON GAHOU Miwakponhami, sacerdote do Trono Vodu e médico tradicional no Centro Za-Kpota.

HOUNON Pascal, médico tradicional no centro de Za-Kpota

KPOHAZOUNDE Alain, Pastor do Cristianismo Celestial em Agondokpé

KOUDJÈ Thon Jérôme, médico tradicional no Centro Za-Kpota

KOUDJE Didier, médico tradicional no Centro Za-Kpota

KOUDJÈ Toussaint, médico tradicional, Centro Za-Kpota KPONHINTO Gérard, médico tradicional, Centro Za-Kpota LANGBEGNON Hervé, médico tradicional, Bohicon.

SONON Pascal, evangelizador do cristianismo celeste em Za-Kékéré

DEDICAÇÃO

Dedico este livro a :

- *A todos os professores, formadores e investigadores de medicina, bioquímica, farmácia, psicologia, psiquiatria, antropologia médica aplicada, etnomedicina, farmacopeia e fitoterapia,*
- *A todos os médicos e profissionais de saúde que se esforçam todos os dias por salvar vidas, apesar das condições de vida e de trabalho por vezes difíceis e penosas,*
- *A vós, homens de Deus, bispos, padres, pastores e carismáticos, a vós, instituições religiosas, que vos dedicais de todo o coração à pastoral da saúde,*
- *A vós, médicos tradicionais (Amawato) e adivinhos (Bokonon) e sacerdotes Vodoun (Vodounnon), que utilizais o nosso património médico holístico tradicional ao serviço da vida com responsabilidade e circunspeção,*
- *A todos os doentes do mundo que esperam alívio e cura,*
- *Aos homens e mulheres em busca da plenitude da vida.*
- *A todos vós, rapazes e raparigas, que me ajudaram e apoiaram nas minhas investigações,*
- *A vós, meus queridos pais Benjamin AKABASSI e Madeleine ZOUNKPEGANDJI, que desde muito cedo me interessaram pela utilização de plantas e seus derivados.*
- *A ti, minha irmã Élisabeth AKABASSI, que me acompanhas constantemente com as tuas orações neste empreendimento audacioso de investigação para o bem-estar de cada ser humano.*

INTRODUÇÃO

A Adansonia digitata é designada por *Baobab* em francês, *Kpassa* em Fon, *Osché* em Nago, *Sônbu* em Bariba, *Kôô em* Dendi, *Sônbu e Moutomu* em Ditamari, *Télou* em Lokpa, *Sira em* Bambara, *Babbe, Boki e Olohi* em Peulh e *Sira e Sito* em Mandinke. Em árabe sudanês, no Quénia, chama-se *Habhab.* Na Tanzânia, entre os Masai, o baobá é chamado *Olimisera ol-unisera*; entre os Chikwewa: *Mnambe, Mlambe.* Em Moçambique, na Somália e no Sudão, a árvore é conhecida em árabe como *Tebeldi, Humr, Homeira.* É uma das plantas mais recomendadas para tratamentos medicinais nas regiões tropicais. O pó regula o trânsito digestivo graças à sua fibra, que actua como substrato para o microbiota intestinal e é eficaz contra a diarreia. É um agente redutor do colesterol, sendo acompanhado pelo beta-sisterol, um fito-colesterol que reduz a absorção do colesterol alimentar. Graças ao seu elevado teor de vitamina C, ajuda a regenerar a vitamina E, contribui para o metabolismo energético, estimula o organismo e melhora a absorção do ferro não heme. A planta ajuda a curar hemostáticamente as feridas. As suas propriedades anti-venenosas devem-se ao alcaloide adansonina presente em várias partes da árvore. O baobá é um antipirético e um protetor do sistema osteo-articular. Contribui para a formação de colagénio, uma proteína essencial que assegura o funcionamento normal dos ossos e das cartilagens, e é um componente das paredes dos vasos sanguíneos. É imunomodulador, protetor dentário, alisador e reequilibrador do sistema nervoso, fazendo funcionar o colagénio, uma proteína essencial para a cavidade oral: as gengivas e os dentes são ricamente constituídos por ele. Ajuda a preservar a pele, contribui para a formação dos neurotransmissores, estabilizando as enzimas que sintetizam as catecolaminas que influenciam o funcionamento do sistema nervoso simpático, como a adrenalina e a dopamina.

Para redescobrir as preciosas riquezas naturais do baobá, estamos a tomar as seguintes medidas

para o seu estudo, utilizando um método descritivo de quatro pontos:

- Nome e distribuição geográfica
- Descrição botânica
- Propriedades bioquímicas e propriedades terapêuticas
- Toxicidade

Um estudo botânico da planta e um glossário botânico e fitomédico serão acrescentados para uma melhor compreensão.

CAPÍTULO 1

1. Nome e distribuição geográfica

A Adansonia digitata (L.) é conhecida em francês como *Baobab, Arbre à palabres, Arbre-bouteille, Arbre du pharmacien, Arbre magique, Arbre de la vie.* Em inglês: *Baobab, Dead-rat tree* , *Monkey-bread tree* , Upside-down *tree* , *Cream of tartar tree.* [1]O nome *Babobab* deriva do árabe *Bu-Hibab*, que significa *fruto com muitas sementes*. No Senegal, é conhecido em wolof como *Goui* , *Gouis, Lalo, Bou* (árvore), *Bui* (fruto), polpa (farinha), *Gif* (sementes), *Tiega* (casca), *Lalo* (folhas), *Ndaba* (mucilagem); em Sérer : *Bak, Mabk*; Niominka: *Bak, Ibak*; em Mading, Bambara, Malinké, Socé: *Sira*, *Sito*; em Malinké, Bambara: *Bavdi*, *Sirra, Boki*; em Chichewa: *Mnambe, mlambe*; em Nkonde: *Mbuye;* em Mandjaque: *Bedomhal, Bungal; em* Maure: *Téydum, Téyhum, Téyduma*; em Moré: *Trega, Twéga, Toayiga, Toéga*; Ndoute: *Ba*; em None, Safen: *Boh;* em Sarakolé: *Kidé*; em Foula, Peul, Poular, Tout-couleur: *Boy, Bohi, Boïo, Bokî, Boko, Bavdé, Babbe, Olohi, Boré*; em Senoufo: *Ngigne*; *Serer: Bâk, Mbak; Sonrai: Konian, Ko; em* Diola: *Bubak, Bubakabu, Buba* ; em Soussou: *Kiri*; Dogon: *Oro;* em Balanté: *Laté* ; em Mankagne: *Bedoal* , *Bedôgal, Bebak* ; em Bassai: *Anak* ; em Tandanké: *Anak, Ganak, Mamak, Gamak, Amak* . Na Guiné, o seu nome em Haousa é *Kuka*; em Djerma: *Ko.* Na Costa do Marfim, é conhecido como *Fromdo* em Baoulé e *Ngigé* em Sénoufo. [2]No Burkina Faso, chama-se *Toyega* em Mossi, *Tuo* em Dagari e *Mor* em Bisssa. [3]No Benim, chama-se em Fon: *Kpassatin*; em Nago: *Osché*; em Bariba: *Sônbu*; em Dendi: *Kôô*; em Ditamari: *Sônbu, Moutomu*; em Lokpa: *Télou*. Os malianos chamam-lhe em Dogon: *Oro*; em Bambara: *Sira*, em Peulh: *Babbe, Boki, Olohi*; em Mandinke: *Sira, Sito*; . Em árabe sudanês, no Quénia, chama-se *Habhab.* Na Tanzânia, entre os Masai, o baobá é chamado *Olimisera ol-unisera*; entre os Chikwewa: *Mnambe, Mlambe*. Em Moçambique, na Somália e no Sudão, a árvore é chamada *Tebeldi, Humr, Homeira* em árabe (do Sudão); no Egito e na Etiópia, é chamada *Bamba* em Amhara; no Chade, é chamada *Boki*

[1] Existem duas versões do baobá em África. Por um lado, é o título dos povos indígenas da África negra. Baobá significa "árvore em forma de garrafa"; por outro lado, deriva de uma palavra árabe. Há muito tempo, as vagens desta árvore foram transportadas para o Egito e os habitantes não sabiam o que tinha acontecido. No entanto, descobriram que a vagem tem muitas sementes, pelo que o nome "Bushebobu" significa "fruto com muitas sementes". Mais tarde, "Bushbob" tornou-se "Baobobu". Este fruto sujo parece um pão, e os macacos e babuínos adoram-no. Por isso, o nome mais conhecido da árvore é Baobá. O nome científico da árvore é pouco conhecido, traduzido literalmente como "dedo de Adão".

[2] J Kerharo, "Le baobab, (Adansonia digitata), panacée africaine", *Quarterly Journal of Crude Drug Research:* 9/3 (1969) p. 1401-1408. Publicação online 27/09 (2008).

[3] Os nossos jornalistas Benjamin AKABASSI, Pierre AWONON e Daah Bokonon SEGAN, todos médicos tradicionais.

pelos Fulani e *Kuka* pelos Haoussa. No Níger e na Nigéria, é chamado em árabe chadiano: *Humar, Hamaraya, Hahar.* [4]Na Costa do Marfim e no Mali, é conhecido como Fromdo em Baoulé. No Zimbabué, o baobá é conhecido como Mwambo em Kamba, *Olimisera* em Masaï, *Muramba* em Mérou, *Umkhomo* em N'debele, *Mbuy em* N'Kondé, *Yag* na Somália, *Mbuyu* em Swahili, *Hemmer, Dumma* em Tigre e *Mlonge* em Yao ( ).

O nome baobá foi mencionado pela primeira vez em 1354 nos relatos de viagem de Ibn Battuta, o famoso explorador árabe da primeira metade do século XIV. [5]Michel Adanson (1727-1806), após a sua visita ao Senegal em meados do século XVIII, designou a árvore por "baobá", estabelecendo uma ligação com o fruto anteriormente descrito por Alpino em 1592 . [6]Posteriormente, Carl Von Linné e Bernard de Jussieu baptizaram a árvore *de Adansonia digitata L.* em honra de Michel Adanson .

Em África, esta espécie encontra-se nas regiões semi-áridas e sub-húmidas a oeste de Madagáscar e a sul do Sara, com exceção da Libéria, do Uganda, do Djibuti e do Burundi. Está presente em certas zonas húmidas como o Benim, onde a pluviosidade ultrapassa os 1.200 mm. [7]No Chade, só se encontra no oeste e na África do Sul está essencialmente confinada ao Transvaal. No Senegal, encontra-se em todo o país, incluindo as regiões de Kaolack e Tambacounda, Fongolembi, Kédougou e Salémata, e as regiões de Thiès, Louga, Matam e Saint-Louis. [8]Exportada para fora de África por comerciantes árabes, franceses e portugueses, encontra-se na Ásia (Índia, Indonésia, Sri Lanka, Malásia, Java, Filipinas, Iémen, Irão e Taiwan), na Guiana Francesa, na Nova Caledónia, na Flórida, no Havai e nas ilhas Maurícia e Reunião.

---

[4]Aïda Gabar DIOP et als, "Le baobab africain (Adansonia digitata L.) : principales caractéristiques et utilisations", *Fruits* 61/1 (2005) p.
55-69.

[5] G. E. Wickens, "The baobab: Africa's upside-down tree", *Kew Bulletin 37* (1982) p. 173-209.

[6] D. A. A Baum, "Systematic Revision of Adansonia (Bombacaceae)", *Annals of the Missouri Botanical Garden* 82 (1995) p. 440- 471.

[7] M. Sidibe et als, *Adansonia Digitata L. Fruits for the future 4. Centro Internacional de Culturas Subutilizadas (ICUC): Universidade de Southampton, Southampton*, Reino Unido 2002.

[8] A. Parsa, "Medicinal plants and drugs of plant origin in Iran", *Qualitas Plantarum et Materiae Vegetabiles* 5 (1959) p. 375- 394.

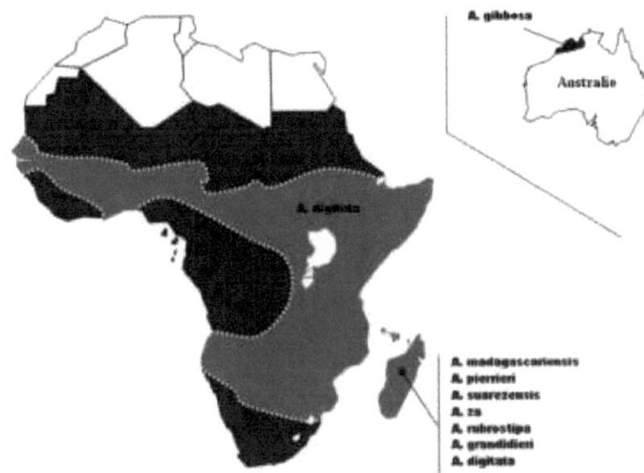

Área de distribuição das oito espécies de baobá em África, Madagáscar e Austrália. Também se cultivam plântulas de Adansonia fony e za. Os países onde o género Adansonia está presente são mostrados a azul. O limite branco indica a área aproximada onde os povoamentos de baobá são mais extensos nesses mesmos países, sendo o limite norte correspondente ao Saara.

[9]A árvore gigante encontra-se nas zonas Saheliana, Sudano-Saheliana, Sudaniana, Sudano-Guineense e Guineense, onde a precipitação média anual é de 300, 700, 800, 1100 e 1200 mm, respetivamente, e onde a

[10]A temperatura média varia entre 24 (ou por vezes menos) e 31°C e a humidade do ar entre 18 e 99% . [11]Foi introduzido em zonas húmidas como o Gabão e a República Democrática do Congo (RDC) . [12]O baobá está mais bem adaptado a altitudes inferiores a 800 m, ao contrário do seu antepassado diploide *Adansonia kilima*, que se limitava a altitudes entre 650 e 1.500 m, como na África do Sul, Quénia, Namíbia, Tanzânia, Zâmbia e Zimbabué .

Categorias da IUCN

---

[9] D. Sanogo et als, "Evaluation of fruit production of natural stands of Baobab (Adansonia digitata L.) in two climatic zones in Senegal", *Journal of Applied Biosciences* 85 (2015).

[10] A. E.Assogbadjo et als, "Caractères morphologiques et production des capsules de baobab (Adansonia digitata L.) au Bénin", *Fruits* 60 (2005) p. 327-340.

[11] A. E. Assogbadjo et als, *Adansonia digitata. Baobá africano. Conservation and sustainable use of genetic resources of priority food tree species in sub-Saharan Africa". Bioversity International*, Itália: 2011.

[12] C. Douie et als, "Verifying the presence of the newly discovered African baobab, Adansonia kilima, in Zimbabwe through morphological analysis", *South African Journal of Botany* 100 (2015) pp. 164-168.

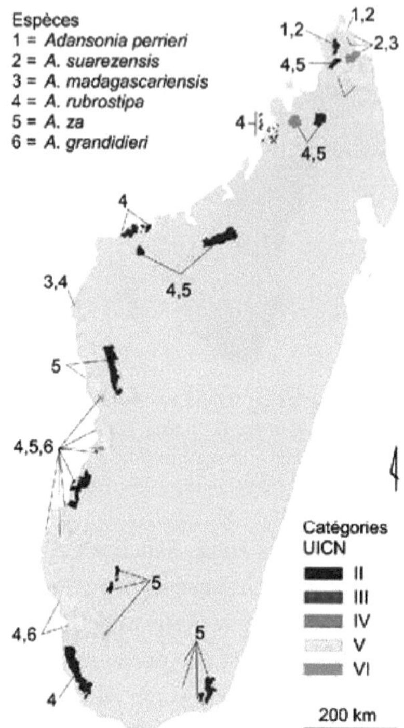

OS BAOBÁS DE MADAGÁSCAR
Espécies endémicas de baobá em áreas protegidas (categorias IUCN: II = Parque Nacional, III = Monumento Natural, IV = Reserva Especial, V = Paisagem Protegida Harmoniosa, VI = Reserva de Recursos Naturais)

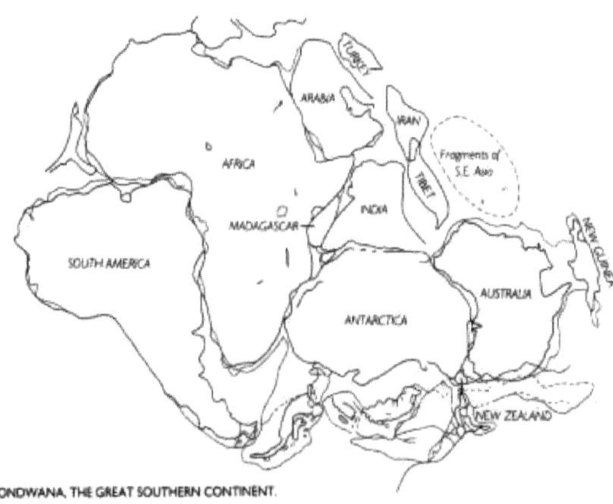

Boabs em Kimberley | Distribuição geográfica dos Boababs

No Senegal, distinguem-se quatro morfotipos de baobá de acordo com o sabor da polpa, o tamanho do fruto, a sua resistência à rutura, a abundância de polpa e a sua cor. [13][14]Os agricultores do Mali utilizam como critérios a cor da casca (preta, vermelha ou cinzenta), o sabor da polpa, as folhas, a cor das sementes e a forma das cápsulas no Benim. [15][16][17]Outros critérios de identificação são a variabilidade morfológica e a variabilidade fenológica, utilizando marcadores AFLP (Amplified Fragments Length Polymorphism) de ADN (Deoxyribonucleic Acid) para os baobás do Benim, Burkina Faso, Gana e Senegal. A oeste, a área de distribuição estende-se desde Cabo Verde até às planícies costeiras do Gana, Benim e Togo. A norte, é delimitada pelo Sara. Na Eritreia e na Somália, a árvore é típica das planícies, enquanto no Sudão cresce nas montanhas Nuba e em altitudes até 1.500 m na Etiópia. No Quénia e mais a sul, em direção a Moçambique, as populações são costeiras ou dispersas em zonas baixas e savanas. [18]Em Angola e na Namíbia, tende a ser encontrada em áreas arborizadas, enquanto no Zimbabué e no norte da África do Sul .

[13] M. Sidibe et als, *Baobab, Adansonia Digitata L. Fruits for the future 4. Centro Internacional de Culturas Subutilizadas (ICUC)*: Universidade de Southampton, Southampton, Reino Unido 2002.

[14] J. T. C Codjia et als, *Le baobab, une espèce à usage multiple au Bénin.* Cotonou, Benim, 2001.

[15] J. S. Jensen et als, "A research approach supporting domestication of Baobab (Adansonia digitata L.) in West Africa", *New Forests 41* (2011) p. 317-335.

[16] AFLP: Amplified fragment length polymorphism (polimorfismo de comprimento de fragmento amplificado). O AFLP é um marcador não específico do locus. Consiste na amplificação por PCR do ADN genómico após digestão com duas enzimas de restrição e ligação de um adaptador de cerca de 20 pares de bases.

[17] T. Kyndt et als, "Spatial genetic structuring of baobab (Adansonia digitata, Malvaceae) in the traditional agroforestry systems of West Africa", *American Journal of Botany* 96 (2009) p. 950-957.

[18] Aïda Gabar Diop et als, "Le baobab africain (Adansonia digitata L.) : principales caractéristiques et utilisations", *Fruits* 61/1 (2005) p. 55-69.

2. Descrição botânica

[19]A Adansonia digitata pertence à família *Bombacaceae* e à ordem *Malvales*, tal como a sumaúma e a árvore do queijo. O género Adansonia é constituído por árvores com copas maioritariamente compactas, de (5 a 30) m de altura, com troncos de (2 a 10) m de diâmetro. A casca é cinzenta ou vermelha. É muito fibrosa no interior. A madeira macia é encharcada e tem uma estrutura estratificada.

As folhas têm 2 a 7 cm de largura, 5 a 16 cm de comprimento e 20 cm de diâmetro. [20]São alternas, digitadas e caducas na estação seca, pecioladas (8 a 16 cm) e acuminadas no ápice. Uma folha pode ter entre 5 e 9 folíolos. A lâmina foliar, com margem inteira ou denticulada, é geralmente glabra e brilhante na face superior e ligeiramente pubescente na face inferior.

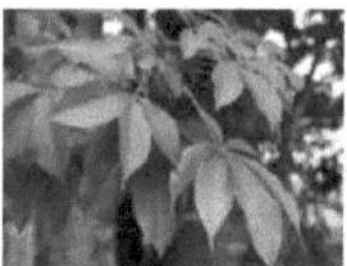
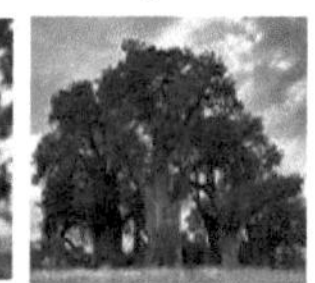
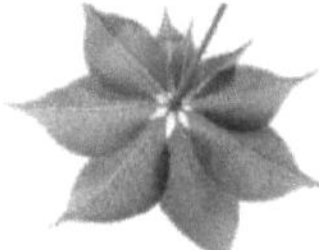
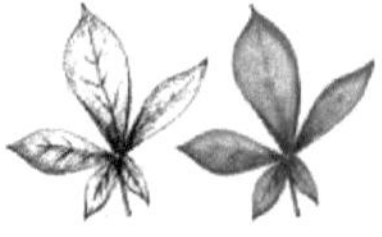

As flores são brancas, por vezes esverdeadas ou acastanhadas, com 8 a 20 cm de diâmetro, e pendem de um pedúnculo com 15 cm a 1 m de comprimento. O baobá é a única espécie que tem flores pendentes, todas as outras são erectas sobre um pedúnculo curto. As pétalas são ovais, tão largas quanto compridas, arredondadas nas pontas e muitas vezes ligeiramente pubescentes. São profundamente estriadas. As flores têm 700 a 1600 estames e ovários com 5 a 10 células. O botão floral é globoso ou oval e mede 5 a 7 cm de diâmetro. O ápice é cónico ou apiculado.

A fenologia está intimamente ligada ao ciclo das chuvas. O período de floração varia enormemente consoante o local. Nos climas tropicais, ocorre geralmente durante a estação das chuvas: de maio a julho na África Ocidental, de outubro a dezembro no sul do continente e em Madagáscar.

Nunca é observada no auge da estação seca. A floração é progressiva e prolonga-se por várias semanas.

---

[19] J. Kerharo et al, La pharmacopée sénégalaise traditionnelle - Plantes médicinales et toxiques, Vigot Frères, Paris, França, 1974.

[20] D. A. Zhigila et als, "A. Numericaò Taxinomy on Varieties of Adansonia Digitata L", *Annals. Ciência e Tecnologia Alimentar* 16 (2015) p. 157-167.

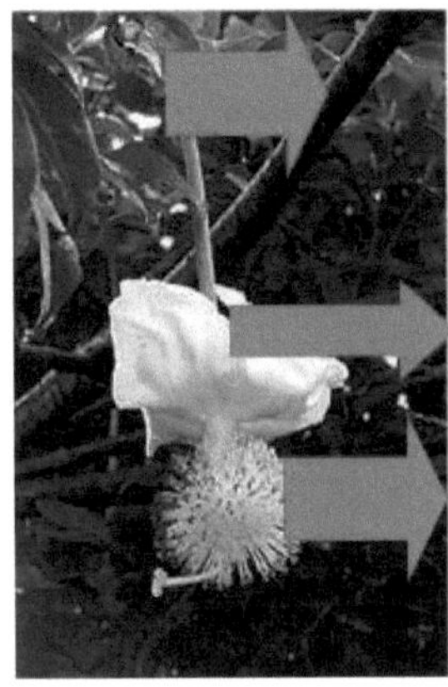

Pedúnculo
Pétala
Estames infinitos
Flor de baobá

As flores, de vida muito curta, abrem-se ao anoitecer e permanecem abertas apenas 16 a 20 horas, durando apenas uma noite. Os botões florais abrem-se nas primeiras horas da tarde, abrem-se completamente durante a noite e desvanecem-se à tarde; o ciclo de vida não ultrapassa, portanto, 24 horas. A polinização é efectuada principalmente por vários megachiroptores frugívoros (raposas voadoras), como o Eidolon helvum, o Epomophorus gambianus e o Rousettus aegyptiacus, que se alimentam do néctar e do pólen das flores. As flores exalam um odor acre, sulfuroso e mesmo pútrido que atrai estes animais. Outros vectores como o vento, certos insectos (formigas, borboletas) ou lémures (em Madagáscar) podem também desempenhar um papel importante. Após a polinização, o fruto demora 5 a 6 meses a desenvolver-se.

Quando se abrem, o cálice e a corola libertam cerca de dois mil estames, agrupados num denso espanador, no centro do qual se projecta o estilo curvo do pistilo.

Emitem imediatamente um forte odor que atrai os morcegos, sobretudo os morcegos frugívoros machos das seguintes espécies: o morcego frugívoro manchado africano (Eidolon helvum), o morcego frugívoro manchado egípcio (Rousettes aepyptiacus) e o morcego frugívoro manchado de Wahlberg (Epomorphorus wahlbergi), que desfrutam do néctar abundante durante dois meses.

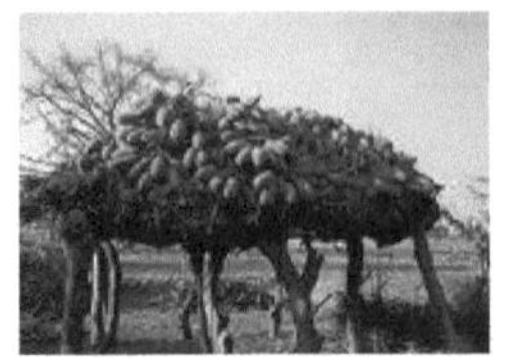
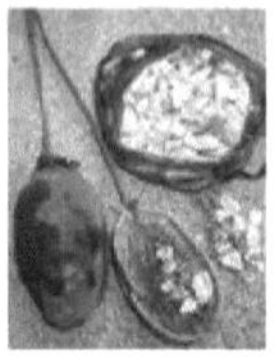
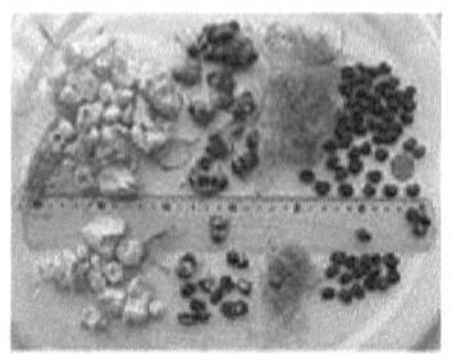

Secagem de frutos no Senegal Frutos abertos com sementes Polpa e sementes

Os frutos indeiscentes caem da árvore quando maduros sem se abrirem imediatamente. A polpa é geralmente consumida pelas térmitas, que penetram no fruto e libertam sementes duras, pretas e em forma de feijão. Estas sementes são dispersas, quando não germinam *no local*, por macacos, ratos, elefantes, pássaros e finalmente pelo homem, que também é um grande consumidor do fruto.

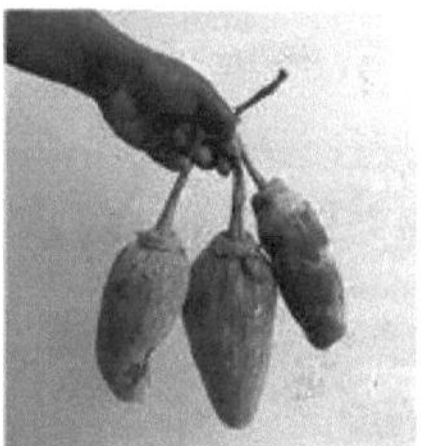

O fruto é uma cápsula ligada a um longo caule com uma vagem dura e lenhosa de 20 a 30 cm de comprimento. É geralmente ovoide, esférica, fusiforme, alongada ou em forma de taco, medindo 7 a 20 cm por 7 a 54 cm. [21]No Benim, o comprimento pode variar de 16,32 a 21,42 cm e a largura de 8,3 a 9,6 cm. Os pericarpos das cápsulas são muito mais finos (0,4 a 0,5 cm) do que os que se encontram habitualmente noutras regiões de África, que são de 0,8 a 1 cm. O fruto é por vezes apiculado, pontiagudo ou arredondado na extremidade, com uma superfície felpuda acastanhada, amarelada ou esverdeada. Pode pesar mais de 496 g no Níger. [22]Contém 2.000 a 3.000 sementes por kg, rodeadas por uma polpa farinhenta branca ou amarela e misturada com fibras avermelhadas. [23]No Senegal, a produção média de frutos por indivíduo de Adansonia digitata é de 35,5 kg de frutos na zona Sudano-Saheliana e de 64,9 kg de frutos na zona Sudano-Guineense, com 468,6 kg.ha e 558,14 kg.ha respetivamente . No Benim, uma cápsula pesa 275 g na zona guineense, 273 g na zona sudano-guineense e 204 g na zona sudanesa. Em cada uma destas zonas, produz, respetivamente,

[21] A. E. Assogbadjo et als, "Caractères morphologiques et production des capsules de baobab (Adansonia digitata L.) au Bénin", *Fruits* 60 (2005) p. 327-340.
[22] A. E. Assogbadjo et als, p. 327-340.
[23] D. Sanogo et als, "Evaluation of fruit production of natural stands of Baobab (Adansonia digitata L.) in two climatic zones in Senegal", *Journal of Applied Biosciences* 85 (2015).

54g, 51g e 32g de polpa, bem como 37g, 28g e 23g de miolo. [24]O peso dos grãos e a espessura do endocarpo da cápsula na zona guineense são superiores aos das zonas sudanesa e sudano-guineense. [25]No Sudão e no Quénia, o número médio de frutos por baobá em Kordofan, no Sudão, é de 381, enquanto que em Kibwezi, no Quénia, as médias variam de 360 a 707 frutos . [26]As árvores que produzem muitos frutos são atualmente classificadas como "fêmeas", enquanto as que quase não produzem frutos são designadas por "machos". No seu estado natural, o revestimento espesso da semente leva de três a cinco anos para se decompor e permitir que a semente germine, mas este período pode ser reduzido para alguns dias escarificando o revestimento da semente e depois mergulhando a semente em água.

A casca é lisa, de cor cinzenta/prateada a castanha e púrpura e pode ter até 10 cm de espessura.

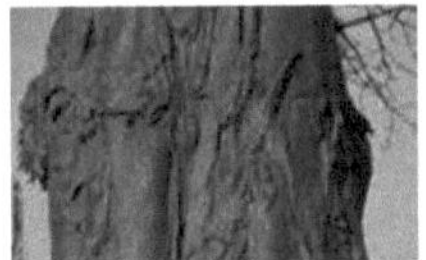

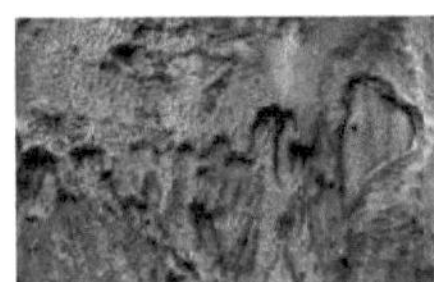

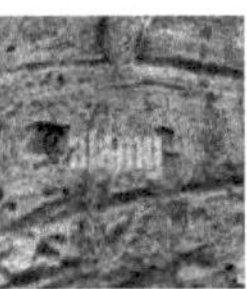

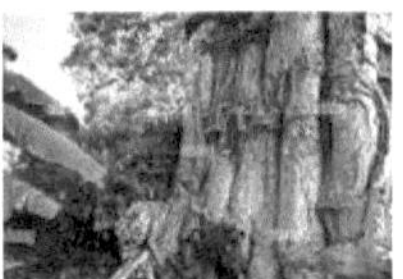

Casca de baobá

[24]A. E. Assogbadjo et als, p. 327-340.

[25]B. K. Sharma et als, "Adansonia digitata L. (Malvaceae) a threatened tree species of medicinal impor tance", *Medicinal Plants - International Journal of Phytomedicines and Related Industries* / (2015) p. 173.

[26] S. M. Venter et als, "Baobab (Adansonia digitata L.) fruit production in communal and conservation landuse types in Southern Africa", *Forest Ecology and Management* 261 (2011) p. 630-639.

As fibras da casca são geralmente arrancadas das partes mais baixas do tronco e, apesar desta técnica bastante cruel, que é fatal para outras plantas, o baobá sobrevive e produz nova casca. As fibras mais resistentes são utilizadas em vários domínios (cordas, rédeas, cordas para instrumentos musicais, cestos, redes, linhas de pesca, fibras para tecidos).

O tronco pode ser cónico, cilíndrico, em forma de garrafa ou curto e grosso, podendo atingir até 10/12 metros de diâmetro. Com os seus tecidos esponjosos, é sempre capaz de acumular líquidos, permitindo à planta armazenar água durante a estação das chuvas e conservá-la para a estação seca, tornando-se assim uma reserva de água para as pessoas e animais que vivem na área circundante. Quando grande, a árvore pode conter até 9.000 litros de água e, por vezes, mais de 100.000 litros no seu tronco, permitindo a muitas comunidades sedentárias e tribos nómadas, como os bosquímanos do Kalahari

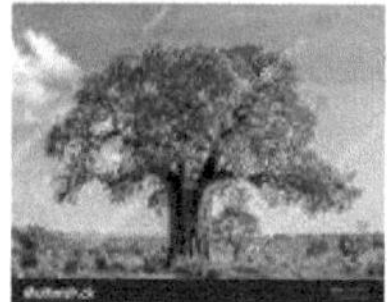

sobrevivem, mesmo quando estão longe de qualquer fonte de água. Estas populações utilizam caules ocos unidos como palhinhas para chegar à água no interior do tronco. As populações de certas regiões secas do Sudão, como o Cordofão e o Darfur, transformaram certos baobás em verdadeiros poços ou cisternas, sem que se extinguissem. O baobá é escavado desde o topo até ao nível do solo, com um vasto funil com uma inclinação muito suave à volta da árvore, para que a água se concentre à volta do tronco quando chove. O topo é depois tapado com ramos e barro quando a cisterna fica cheia durante a estação das chuvas.

[31]Uma torneira está instalada na base, para que em tempos de seca possa desfrutar de água fresca e pura com um agradável sabor a limão .

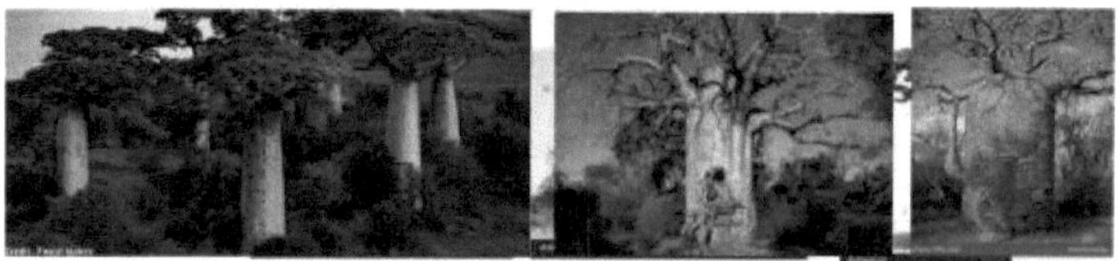

Troncos de armazenamento de água

Na África Ocidental, o tronco oco pode ser utilizado como prisão, estábulo ou armazém, e no Zimbabué como sala de espera para autocarros.

31

"Le baobab en Afrique, plus qu'un symbole, une ressourc. e : l'arbre aux mille usages", *Futura* , acedido em 17/04/2024 (https://www.futura-sciences.com/planete/dossiers/botanique-baobab-arbre-pharmacien-arbre- vie-666/page/6/) p. 1-8.

30/40 indivíduos. Os ramos formam uma copa larga e afunilam para as extremidades; os ramos jovens são volumosos e raramente sem pêlos.

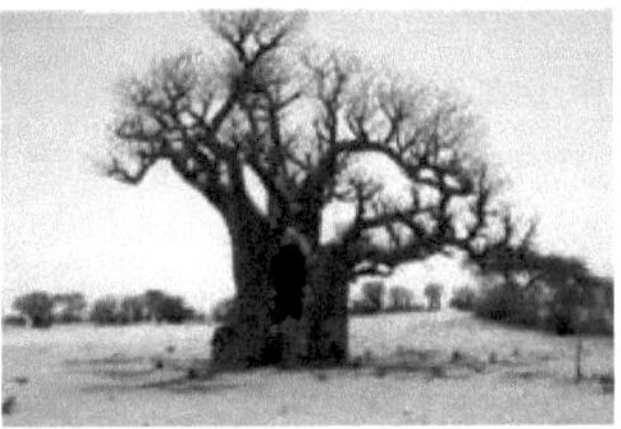

O tronco cavernoso como uma sala de espera com ramos delgados nas extremidades formando uma coroa

O baobá tem um sistema radicular lateral bastante extenso. As raízes podem estender-se até 50 m do tronco e a 10 m de profundidade. As raízes principais raramente se estendem mais do que alguns metros e permanecem superficiais. Algumas delas são tuberizadas na ponta.

Nove dos treze baobás mais antigos de África, com idades entre 1100 e 2500 anos, morreram na última década, provavelmente devido às alterações climáticas. O baobá mais antigo de França situa-se na ilha de Mayotte e tem mais de 400 anos.[28]

[28]) Adrian Patrut et als, "Age and architecture of the largest African Baobabs from Mayotte, France", DRC Sustainable Future*: Journal of Environment, Agriculture, and Energy* 1 (2020) p. 33-47 (DOI 10.37281/DRCSF/1.1.5).

3. Propriedades bioquímicas e propriedades fitoterapêuticas

A composição natural do baobá contém 18 aminoácidos, dos quais 8 são essenciais: prolina, histidina, treonina, triptofano, fenilalanina, valina, metionina, leucina, lisina, tirosina; vitaminas: A, B1, B2, B3, C; minerais e oligoelementos: cálcio, cobre, ferro, potássio, magnésio, manganês, sódio, fósforo, zinco; ácidos gordos : ácido oleico, ácido linoleico, ácido palmítico, ácido esteárico; carotenoide: luteína; ácidos naturais: ácido cítrico, ácido tartárico, ácido málico, ácido succínico; antioxidantes: procianidinas, flavonóides; proteínas; hidratos de carbono; fibras; açúcares: frutose, sacarose, glucose; pectinas. O fruto é composto por 14-28% de polpa, que é pobre em água, ácida, amilácea e rica em vitamina C, cálcio e magnésio.

[29]As folhas são consideradas uma fonte de micronutrientes necessários para as funções metabólicas. [30][31][32]Secas, são ricas em proteínas (8,00 ± 0,90%), lípidos (15,93 ± 0,62%) e hidratos de carbono (61,60 ± 0,69%), mucilagem (12%) e vitamina C, ou seja, 14,98 mg.100g de folhas secas à temperatura ambiente e colhidas na Nigéria. [33][34]São também ricas em aminoácidos essenciais e minerais, sendo os mais comuns o sódio (Na), o magnésio (Mg), o cálcio (Ca), o potássio (K) e o ferro (Fe) . São também ricas em flavonóides (catequina, epicatequina, rutina, quercetina, campferol, luteolina) e ácidos fenólicos (ácido cafeico, ácido clorogénico, ácido gálico e ácido elágico). O extrato metanólico das folhas tem uma atividade antioxidante e um efeito inibidor sobre as actividades enzimáticas (α-amilase, α-glucosidase e aldose redutase) ligadas à diabetes de tipo 2 (T2DM). Para além disso

[29] C. C. Ogbaga et als, *Phytochemical, Elemental and Proximate Analyses of Stored, Sun-Dried and Shade- Dried Baobab (Adansonia Digitata*) Leaves. 2017

[30] O. P. Edogbanya, "Estudo comparativo da composição aproximada das partes comestíveis de Adansonia digitata L. obtidas em Zaria, Estado de Kaduna, Nigéria. MAYFEB", *Journal of Biology and Medicine* 1 (2016).

[31] R. Gaiwe et als, "Calcium and mucilage in the leaves of Adansonia digitata (Baobab)", *International Journal of Crude Drug Research 27 (*1989,) p. 101-104.

[32] D. Abiona et als, "Análise Proximada, Rastreio Fitoquímico e Atividade Antimicrobiana das Folhas de Baobá (Adansonia digitata)", . *IOSR JAC 8 (*2015) p. 60-65.

[33] T. Hyacinthe et als, "Variabilidade do teor de vitaminas B1, B2 e minerais nas folhas de baobá (Adansonia digitata) na África Oriental e Ocidental", *Food Science & Nutrition* 3 (2015) p. 3, 17-24.

[34] V. F. Abioye et als, "Effects of different drying methods on the nutritional and quality attributes of baobab leaves (Adansonia digitata)", *Agric. Biol. J. N. Am 5 (*2014) p. 104-108.

[35]*Allossekpínmánssín ou a perspetiva de saúde ganhou para todo o* conteúdo de compostos fenólicos de folhas frescas e branqueadas, respetivamente, em 20,02 ± 1,83 mgGAE.g e 16,80 ± 1,02 mgGAE.g. As análises em 2017 revelaram 17 compostos, a maioria dos quais são esqualeno (27,06%) e fitol (13,28%). Os minotários são o ácido palmítico (8,95%), a α-amirina (7,02%), o octacosano (5,26%), o nonacosano (5,05%), o γ-sitosterol (4,98%), o germanicol (4,08%) e a friedelina (3,60%).

A polpa contém a maior parte dos elementos que se encontram nas sementes, que têm geralmente um teor mais elevado. [36]Representa entre 13 e 25% da massa total do fruto. [37]O seu teor de água é baixo, entre 6 e 28%, devido à baixa pluviosidade anual, às temperaturas moderadas elevadas, à baixa altitude e à exposição ao sol e ao vento. [383940]É também rico em pectina, açúcar (entre 7,2 e 11,8 g de equivalente de glucose por 100 g de polpa seca), frutose, glucose e sacarose. [41]O teor de açúcares totais é de 23,2% e o teor de açúcares redutores é de 18,9% . O elevado teor de acidez titulável varia entre 68 e 201 mEq.100 g. [42]Esta acidez é devida à presença de ácidos orgânicos como o ácido cítrico, o ácido tartárico, o ácido málico, o ácido succínico, o ácido pirúvico, o ácido fumárico e o ácido 3-hidroxibutanóico .

Mas o ácido cítrico é mais abundante na polpa. [43]A polpa é também rica em

[35]M. B. Suliman, et als, "Composição química e atividade antibacteriana de extractos brutos da planta medicinal sudanesa Adansonia digitata L", *Chemistry of Advanced Materials 2* (2017) p. 2

[36] M. Cisse et als, "Caractérisation du fruit du baobab et étude de sa transformation en nectar", *Fruits 64 (*2009) p. 64, 19-34.

[37] P. Soloviev et als, "Variabilité des caractères physico-chimiques des fruits de trois espèces ligneuses de cueillette récoltés au Sénégal: Adansonia digitata , Balanites aegyptiaca et Tamarindus indica", *Fruits* 59 (2004,) p. 109-119.

[38] A. A. Nour et als, "Chemical composition of baobab fruit (Adansonia digitata L.)", *Tropical Science* 22 (1980) p. 383-388.

[39] P. Soloviev et als, "Variabilité des caractères physico-chimiques des fruits de trois espèces ligneuses de cueillette récoltés au Sénégal: Adansonia digitata. Balanites aegyptiaca et Tamarindus indica", *Fruits* 59 (2004) p. 109-119.

[40] M. Cisse "Characterisation of baobab fruit and study of its transformation into nectar", *Fruits* 64 (2009) p. 19-34.

[41] A. A. Nour et als, "Chemical composition of baobab fruit (Adansonia digitata L.)", . *Tropical Science* 22 (1980) p. 383-388.

[42] B. Khakimov et als, "Um estudo metabolómico GC-MS abrangente e comparativo de não voláteis em frutos de manga, ananás, jaca, baobá e tamarindo cultivados na Tanzânia",. *Food Chemistry* 213 (2016) p.
691-699.

[43] M. A.Osman, "Chemical and nutrient analysis of baobab (Adansonia digitata) fruit and seed protein solubility", *Plant Foods for Human Nutrition (Formerly Qualitas Plantarum)* 59 (2004) p. 29-33 .

proteínas, cujo teor depende das condições edafoclimáticas. [444546]É também rica em minerais que variam entre 3,7 e 6,3%: potássio, cálcio entre 250 e 655 mg.100g, magnésio e fósforo entre 96 e 210 mg.100g, ferro entre 14 e 76 mg.kg, cobre, zinco e manganês. [47]A polpa é uma boa fonte de elementos essenciais (Cu, Ca, Fe, K, Mn, Zn), para além de 10 novos elementos identificados. Os níveis vestigiais de metais pesados (As, Cd, Hg) são inferiores aos valores-limite. [48]A polpa contém igualmente a vitamina ácido ascórbico (vitamina C), com um teor compreendido entre 200 e 500 mg.100 g, teor esse que se deve frequentemente às condições edafoclimáticas da árvore, ao estado de maturação do fruto aquando da colheita e às condições de conservação da polpa. [49]O teor de β-caroteno situa-se entre 2,16 ± 1,77 e 3,16 ± 1,68 mg.100g . [50]O poder antioxidante da polpa é estimado em 88 μmol trolox.g . Este teor é provavelmente devido ao elevado teor de ácido ascórbico. [51]O teor de polifenóis totais é estimado em 63,56 ± 0,79 mg/g EAG . [52]A polpa é também rica em vitaminas B1, B2, B6 e A em quantidades significativas. [53]Existem também aminoácidos como a alanina, a arginina (7,6%), a glicina, a lisina, a metionina, a prolina, a serina e a valina, a tirosina (20,6%) e o ácido glutâmico (6,5%). Muito recentemente, foram identificados quatro (4) glicosídeos de ácido hidroxicinâmico, seis (6) glicosídeos iridóides e três (3) glicosídeos feniletanóides. [54]Os ácidos hidroxicinâmicos, antioxidantes naturais presentes na

---

[44] A. A. Nour et als, "Chemical composition of baobab fruit (Adansonia digitata L.)", *Tropical Science 22 (*1980) p. 383-388.

[45]A. A. Nour et als, p. 383-388.

[46] M. Sidibe et als, *Baobab, Adansonia Digitata L. Fruits for the future 4. Centro Internacional de Culturas Subutilizadas (ICUC):* Universidade de Southampton, Southampton, Reino Unido 2002.

[47] I. K. Baidoo et als, "Major, Minor and Trace Element Analysis of Baobab Fruit and Seed by Instrumental Neutron Activation Analysis Technique", *Food and Nutrition Sciences* 04 (2013) pp. 772-778.

[48] M. A. Osman, "Chemical and nutrient analysis of baobab (Adansonia digitata) fruit and seed protein solubility", *Plant Foods for Human Nutrition (Formerly Qualitas Plantarum) 59 (*2004) p. 29-33.

[49] A. E. Aluko, et als, "Nutritional Quality and Functional Properties of Baobab (Adansonia digitata) Pulp from Tanzania", *Journal of Food Research* 5/23 (2016).

[50] M. Cisse et als, "Caractérisation du fruit du baobab et étude de sa transformation en nectar", *Fruits* 64 (2009) p. 19-34.

[51] E. O. Kim et als, "Anti-inflammatory activity of hydroxycinnamic acid derivatives isolated from corn bran in lipopolysaccharide-stimulated Raw 264.7 macrophages", *Food and Chemical Toxicology* 50 (2012) pp. 1309-1316.

[52] G. P. P. Kamatou et als, "An updated review of Adansonia digitata: A commercially important African tree", *South African Journal of Botany 77* (2011) pp. 908-919.

[53]G. P. P. Kamatou, pp. 908-919.

[54] C.-J. Weng et al, "Chemopreventive effects of dietary phytochemicals against cancer invasion and metastasis: Phenolic acids, monophenol, polyphenol, and their derivatives",

fruta, nos legumes e nos cereais, têm propriedades anticancerígenas, antimicrobianas e anti-inflamatórias. [55]É importante notar que a variação na composição dos frutos é causada pelo ambiente, o tipo de solo, a água ou a intensidade do sol.

A polpa do baobá é particularmente rica em antioxidantes: vitamina A, vitamina C, procianidinas, flavonóides e carotenóides, compostos que combatem os radicais livres e previnem os danos celulares. As procianidinas contidas na polpa do baobá são taninos presentes em certos frutos, como a uva e a maçã, e no cacau. São conhecidos pela sua capacidade de eliminar os radicais livres e pela sua eficácia na prevenção do stress oxidativo.

As partes mais utilizadas na alimentação são a polpa do fruto, as folhas e as sementes. A polpa é utilizada para fazer bebidas do tipo néctar (polpa de fruta adicionada de água e açúcar), molhos, suplementos alimentares e Ngalax durante as festas religiosas como o Korité e a Páscoa. O Ngalax é uma mistura líquida doce feita de pasta de amendoim, polpa de frutos de baobá e farinha de painço cozido. As folhas jovens podem ser consumidas cruas ou cozidas. O pó das folhas secas e peneiradas do baobá, chamado Lalo no Senegal, é utilizado como aglutinante no cuscuz de painço ou para aromatizar molhos. [56][57]As sementes podem ser consumidas frescas ou secas, torradas e consumidas como substituto do café. As sementes moídas são utilizadas como espessante para molhos e sopas. [58]O condimento obtido após a fermentação e secagem ao ar das sementes é utilizado na cozinha tradicional como fonte de proteínas ou intensificador de sabor em sopas e guisados. [59]É designado por Maari no Burkina Faso, Dikouanyouri (ou Tayohunta de amêndoa) no Benim, N'Gono no Mali e Dadawa (ou Issai) na Nigéria. [60]O molho de amêndoa obtido pela

---

Cancer Treatment Reviews 38 (2012) p. 76-87.

[55]A. E. Assogbadjo et als, "Variation in biochemical composition of baobab (Adansonia digitata) pulp, leaves and seeds in relation to soil types and tree provenances", *Agriculture, Ecosystems & Environment* 157 (2012) pp. 157, 94-99.

[56] G. A Wickens, *The Uses of the Baobab (Adansonia digitata L.) in Africa. In: Browse in Africa.* ILRI (também conhecido como ILCA e ILRAD): Addis-Ababa, Etiópia 1980.

[57] N.Salih et al., "Phenolics and fatty acids compositions of vitex and baobab seeds used as coffee substitutes in Nuba Mountains, Sudan", *Agriculture And Biology Journal Of North America* 6 (2015) p. 90-93.

[58] C. Parkouda, et als, "The microbiology of alkaline-fermentation of indigenous seeds used as food condiments in Africa and Asia", *Critical Reviews in Microbiology 35 (*2009) p. 139-156.

[59] C. Parkouda et al, "Biochemical changes associated with the fermentation of baobab seeds in Maari: An alkaline fermented seeds condiment from western Africa", *Journal of Ethnic Foods* 2 (2015) p. 58-63. Cf. F. J. Chadare et als, "Indigenous Knowledge and Processing of Adansonia Digitata L. Food Products in Benin", *Ecology of Food and Nutrition* 47 (2008) p. 338-362.

[60] F. J. Chadare et als, "Baobab Food Products: A Review on their Composition and

moagem das sementes torradas é também utilizado como pasta de tomate ou molho picante .

As terapias tradicionais utilizam as folhas, a casca, as raízes, as sementes, a polpa dos frutos e as flores. [61]Hoje em dia, os estudos clínicos revelaram as suas actividades antisickling, antibacteriana, antidiabética, anti-reumática, antitripanossoma, artrítica, anti-inflamatória, antimicrobiana, antioxidante, antiviral, analgésica, antipirética, diurética e hepatoprotectora .

Apesar de uma carência de lisina e da presença de um certo número de factores anticonstitucionais, as sementes são uma fonte interessante de proteínas. Contêm cerca de 15% de lípidos. Depois de cozidas ou assadas, são consumidas diretamente ou utilizadas como espessante em pó. As folhas são ricas em vitaminas (nomeadamente C e A) e ferro, e contêm mucilagem (10% ms). [66]As folhas mais jovens podem ser consumidas como legumes, mas mais frequentemente são secas e depois moídas em pó.

A polpa do fruto é onifiante/estimulante, antidiarreica, antientérica, antipirética, hemostática/curativa e afrodisíaca. Os seus extractos são eficazes contra a fadiga, a inapetência, a diarreia, a enteralgia (sobretudo nas crianças), a malária, as infecções nasofaríngeas, as perturbações circulatórias (hemorróidas), a hemoptise e as picadas de insectos. Para tratar as dermatites, pulverizar cascas de frutos velhos e carbonizados e misturar 3 pitadas do pó com manteiga de vaca. A mistura deve ser aplicada regularmente em todas as partes da pele afectadas pela erupção cutânea, curando em poucos dias. Para tratar feridas incuráveis, a casca deve ser calcinada e pulverizada. As feridas são então lavadas e cobertas com uma ou duas pitadas do pó. Cada penso deve durar 2 ou 3 dias antes de ser limpo. Se a ferida não for muito profunda, curar-se-á em poucos dias. Em caso de panicite, o tratamento consiste em misturar 3 pitadas de pó de casco velho calcinado com manteiga de vaca para obter uma mistura pastosa. A mistura obtida no tratamento da dermatite é utilizada para cobrir o dedo afetado, à razão de 7 a 10 aplicações, ou seja, uma aplicação por dia. Após 7 aplicações, a dor é completamente aliviada. E quando se trata de tratar os vermes e a desparasitação externa dos animais, a casca calcinada deve ser triturada para obter um pó que é misturado com pomada para obter uma mistura pastosa. Esta mistura é aplicada regularmente até ao desaparecimento das

---

Nutritional Value", *Critical Reviews in Food Science and Nutrition* 49 (2009) p. 254-274.

[61] S. Singh et als, "Medicinal uses of adansonia digitata l.: an endangered tree species", *Journal of Pharmaceutical and Scientific Innovation* 2 (2013) pp. 14-16. Cf M. Yusha'u et als, "Antibacterial activity of Adansonia digitata stem bark extracts on some clinical bacterial isolates", *International Journal of Biomedical and Health Sciences 6* (2010) p. 129-135. Cf. A. A. Al-Qarawi et als, "Hepatoprotective Influence of Adansonia digitata Pulp", *Journal of Herbs, Spices & Medicinal Plants* 10 (2003) p. 1-6.

borbulhas ou dos parasitas. No entanto, é necessário rapar primeiro o pelo e aplicar a mistura pastosa em todo o corpo do animal. As suas propriedades anti-inflamatórias e antioxidantes protegem e reparam o fígado.
A polpa do fruto do baobá tem um teor elevado de vitamina C (ou ácido ascórbico), com 373 mg por 100g. Contém, portanto, 7 vezes mais vitamina C do que os limões (50 mg por 100g) e 6 vezes mais do que as laranjas (57 mg por 100g). O ácido ascórbico é a vitamina da energia e da vitalidade por excelência. Reforça o sistema imunitário, melhora a absorção do ferro e combate os radicais livres. Outros componentes da polpa têm igualmente um efeito revigorante. Entre eles, os hidratos de carbono e os lípidos, que são as principais fontes de energia do nosso organismo, e a vitamina B2 (riboflavina), que intervém no metabolismo energético. Graças a estes diferentes componentes, a polpa do baobá é ideal para as pessoas cansadas ou em convalescença, ou para prevenir os males de inverno (constipações, gripes, etc.), reforçando o sistema imunitário. [62]A Universidade de Abomey-Calavi, no Benim, efectuou um estudo de laboratório que revelou o elevado teor de vitamina C da polpa.
A semente é antidiarreica e entérica. Combate a hipertensão, a tosse e a malária. Estimula a lactação, alivia os soluços e combate as gengivites e as infecções da boca. No Benim, os grãos de sementes são utilizados para aliviar os soluços. São esmagados e servidos com uma colher de chá do produto diluído num copo de água ou de leite. Esta poção é particularmente recomendada para as crianças. dores de estômago. A polpa é recomendada para as úlceras e a perda de virilidade. É um tónico e estimulante, para a convalescença, a malária, a inapetência, a diarreia, as constipações e a tosse, a gripe e as hemorróidas. No entanto, o excesso de polpa pode provocar prisão de ventre.
As folhas são eficazes contra as hemorróidas, as enteralgias e as dores de dentição das crianças, estimulam a transpiração e combatem o reumatismo, a conjuntivite, a otite, as infecções urinárias, as picadas de insectos, a dracunculíase e as inflamações cutâneas. O pó das folhas é utilizado para tratar hemorróidas internas. A mistura deve ser devidamente batida para obter uma mistura homogénea, concentrada e pegajosa, que o paciente deve beber à razão de 3 colheres de sopa num quarto de litro de água, a tomar numa dose única e a repetir durante 3 dias na semana. O tratamento pode durar várias semanas ou mesmo meses, consoante a extensão da doença. Para combater a obstipação nos bovinos, é necessário ½ kg de pó de folhas em 2 litros de água, mexendo

[62] Juia Perez, "Baobab, the pharmacist's tree" (Baobá, a árvore do farmacêutico), Darwin Nutrition 8/12 (2022) p. 1-6.
Aidda Gabar Diop, *The African baobab (Adansonia digitata L.): main characteristics and uses* Cambridge University Press, (2006).

vigorosamente até obter uma mistura homogénea e concentrada. A dosagem é de 1 litro da mistura administrada através de uma mangueira durante 2 dias. Em caso de obstipação humana, é aconselhável bater bem a solução até obter uma mistura homogénea, concentrada e pegajosa, que se dá a beber ao paciente à razão de 3 colheres de sopa num quarto de litro de água, a consumir numa dose única. O doente fica desconstipado em duas ou três horas. É possível que haja fezes pastosas e zumbidos no estômago durante algumas horas.
Quanto à casca, é um antipirético. É eficaz contra a febre, a malária, a diarreia e as inflamações do aparelho digestivo. É um tónico para as crianças pequenas. Alivia o lumbago, a menorragia, a dor de dentes, as úlceras e outras afecções.
queimaduras. É utilizada para tratar feridas superficiais e para amaciar a pele. A casca fresca é esmagada numa pequena quantidade de água até se obter um substrato para curar feridas de circuncisão, aspergido diariamente durante uma semana. A ferida deve ser deixada em contacto com o ar.
A raiz é um tónico, estimulante e fortificante. É eficaz contra a malária, a epilepsia e a agalactia (muitas vezes em combinação com outras plantas). As flores actuam como tónico e combatem a malária, a epilepsia e a agalactia (muitas vezes em combinação com outras plantas). Auxilia o parto e combate a tosse e a anemia.
O óleo de baobá pode ser combinado com óleos de karité e de coco para tratar cabelos secos e quebradiços. Também torna o cabelo flexível e brilhante. A aplicação da pasta obtida a partir da trituração das sementes como máscara capilar previne eficazmente a caspa e outras infecções do couro cabeludo. Tem também um efeito hidratante e suavizante para a pele. De facto, tal como o óleo de karité, é utilizado para cuidar da pele, especialmente da pele das crianças. É altamente recomendado durante os períodos de frio extremo e as estações secas para evitar danos nas células da pele. É também um valioso antioxidante. As sementes e a polpa podem ser incorporadas em sabonetes, máscaras esfoliantes e pomadas. Graças às suas propriedades emolientes, mantêm a pele suave e sedosa. O baobá é também utilizado em muitos produtos anti-envelhecimento, bem como nos cuidados capilares.
As folhas e as sementes podem ser utilizadas para curar uma ferida externa, aplicando a goma para a desinfetar; em seguida, as folhas devem ser esfregadas e o sumo extraído para curar a ferida, duas vezes por dia. A pasta obtida pela trituração das sementes é utilizada principalmente para as queimaduras. As fibras extraídas da polpa são utilizadas como esponja para lavar os doentes e aliviar a comichão. O baobá é utilizado para tratar a osteoartrite e a poliartrite. A polpa do baobá contém duas vezes mais cálcio do que um copo de leite. O fósforo e o cálcio são essenciais para a saúde dos ossos. A sua ingestão é

essencial para o organismo, nomeadamente para as pessoas que sofrem de osteoartrite ou poliartrite. Muito rico em potássio, o baobá contribui para o bom funcionamento de todo o sistema muscular. O seu efeito analgésico ajuda também a gerir melhor as consequências destas duas doenças. Para curar a febre e a malária, beber uma infusão ou uma decocção de baobá. É recomendado pelas suas propriedades anti-inflamatórias e anti-oxidantes para as pessoas que sofrem de cancro, doenças auto-imunes e várias outras doenças inflamatórias. Protege igualmente o fígado. E graças à sua contribuição essencial de bactérias boas, combate a inflamação intestinal. É um fortificante natural, graças ao seu elevado teor de ácidos orgânicos, cálcio e vitaminas. As folhas contêm uma elevada concentração de proteínas e cálcio, enquanto as sementes são ricas em oligoelementos e várias outras vitaminas, o que faz dela uma fonte inesgotável de energia. Todas as partes da árvore podem ser consumidas em pó, bebidas, chás de ervas ou decocções. O baobá é muito eficaz contra as afecções gástricas, graças ao seu teor em ácidos orgânicos, principalmente ácidos cítrico e tartárico. Entre estas, contam-se a disenteria, a diarreia e as inflamações do aparelho digestivo, bem como a desidratação provocada por estas afecções gástricas. [63]O seu teor em fibras contribui igualmente para a manutenção do sistema digestivo.
Tanto as folhas como a polpa são valiosos aliados em doenças inflamatórias como a osteoartrite e a artrite reumatoide. De facto, para além de aliviar as dores articulares, o baobá reduz a inflamação, tal como a curcuma. Esta ação deve-se em grande parte à presença de metionina, de prolina, de polifenóis e de vitaminas que contribuem para reduzir as citocinas, substâncias que propiciam a inflamação. Em particular, a vitamina A ou retinol actua sobre o mediador inflamatório MCP-1 (proteína quimioatraente de monócitos 1), implicado em várias doenças como a artrite reumatoide. As vitaminas do grupo B desempenham igualmente um papel importante na redução da inflamação das articulações. Quanto à metionina e à prolina, são aminoácidos que contribuem para a formação da cartilagem.
As folhas maceradas e comprimidas podem limpar os ouvidos e os olhos das crianças doentes, com um efeito anti-inflamatório. Na medicina tradicional, as folhas são utilizadas pelas suas propriedades expectorantes, febrífugas, hipotensoras e anti-asmáticas, e para controlar a transpiração excessiva. As folhas são igualmente utilizadas para tratar doenças das vias urinárias, diarreia, inflamações e picadas de insectos. São também um remédio eficaz para expulsar os vermes da Guiné. Podem também ser utilizadas no exterior, graças às suas propriedades anti-oxidantes e emolientes, que tornam a pele flexível e elástica.

[63] INECOBA, "12 propriedades medicinais do baobá", *INECOBA* 17/06 (2015) p. 1-2.

O baobá é também conhecido pela sua ação analgésica. Esta propriedade encontra-se não só na polpa, mas também na casca da árvore, consumida sob a forma de infusão ou decocção. Alivia as dores musculares e articulares e ajuda também a reduzir a inflamação. Neste sentido, as suas propriedades são semelhantes às de uma outra árvore, a boswellia. As vitaminas do grupo B, a vitamina C, a fenilalanina e a histidina são responsáveis por esta ação analgésica. A fenilalanina, por exemplo, é um aminoácido essencial implicado na redução da dor, incluindo a dor crónica. Para tal, inibe a atividade da encefalinase, uma enzima cerebral que amplifica os sinais de dor. [64]O estudo realizado em ratos pela Universidade de Ilorin (Nigéria) demonstra o efeito analgésico do extrato de casca de baobá africano.
Graças às suas propriedades lubrificantes e diluidoras e à presença de pectinas e de hidratos de carbono, a polpa de baobá foi recentemente utilizada como base hidrofílica para formulações farmacêuticas de comprimidos de ação prolongada de paracetamol e de teofilina.
Na Serra Leoa, a raiz estimula a atividade sexual. O pó de raiz seca preparado como um creme é utilizado como tónico para quem sofre de malária. Na Zâmbia, uma infusão das raízes é utilizada nos banhos das crianças para tornar a pele suave e flexível.
A polpa pode ser mastigada e engolida, ou dissolvida em água ou leite condensado para fazer uma bebida refrescante e energética conhecida no Senegal como "bouye". Esta bebida é por vezes misturada com "mérissa", um tipo de cerveja fermentada de sorgo muito comum no Sudão. Por último, em certas regiões de África, a polpa do baobá é queimada para fumigar os insectos que parasitam o gado doméstico.
Em África, o baobá é também utilizado para o culto e o enterro. A árvore gigantesca está no centro de muitos provérbios, contos e epopeias. De facto, a primeira descrição dos costumes funerários no Senegal data de 1594. Até há pouco tempo, os griots eram enterrados em baobás ocos. [7065]Enterrar os griots, as suas mulheres e os seus filhos, muitas vezes desprezados e temidos, ao ar livre poderia propagar doenças e provocar a falta de chuva, tornando o solo, os cereais cultivados e os poços contaminados ou o solo estéril para sempre. Entre os Sérères animistas, o griot é mumificado no interior do baobá. O seu corpo é embalsamado e seco no interior. Eram pendurados em posição vertical, de modo

[64] Juia Perez, "Baobab, the pharmacist's tree" (Baobá, a árvore do farmacêutico), Darwin Nutrition 8/12 (2022) p. 1-6.
[65] "Le baobab en Afrique, plus qu'un symbole, une ressource : l'arbre aux mille usages", *Futura* , acedido em 17/04/2024 (https://www.futura-sciences.com/planete/dossiers/botanique-baobab-arbre-pharmacien-arbre- vie-666/page/6/) p. 1-8.

a que os seus corpos não tocassem no solo, para não o tornar impuro. Esta prática discriminatória foi proibida em 1962 pelo Presidente Léopold Sédar Senghor. A mesma prática funerária encontra-se no Burkina Faso, na região de Dakoro e, sobretudo, para os leprosos, em todos os Dogon da planície. Mas são os baobás com uma única abertura para cima que são os preferidos.

Ainda no Senegal, o baobá tem um valor simbólico nas criações literárias e artísticas. Um provérbio wolof diz: *"Ragal dou diam gouye"* (O cobarde não corta o baobá), porque os espíritos podem ser perturbados e porque não conseguirá atingir os seus objectivos. E quando se trata de respeitar os pais, diz-se: *Lou gouye, réy réy gif a di ndeyam* (Por muito grande que seja o baobá, uma simples semente é a sua mãe). [66]E entre o povo Fon do Benim, há um ditado sobre o ardor e as pretensões da juventude: *Ab-dógbli ma zìn kpasa db* (Apesar do seu poder, a mão nunca pode pretender derrubar um baobá*)*.

[67]Também na região de Fon, no sul do Benim, todos os baobás são utilizados como abrigos de espíritos malignos e, por isso, são muitas vezes objeto de desconfiança. E ao longo do Zambeze, algumas tribos acreditam que os espíritos malignos trazem infortúnio a quem colher as doces flores brancas da árvore. Mais concretamente, um leão mata-os. Outros acreditam que se beberem água com sementes de baobá, estarão a salvo de ataques de crocodilos. Na Zâmbia, diz-se que um baobá é assombrado por uma pitão fantasmagórica. Há muito tempo, a pitão vivia no tronco oco e era venerada pelos habitantes locais. Um caçador branco matou-a, com más consequências. Nalgumas noites, os habitantes locais ainda conseguem ouvir o assobio da cobra.

No Parque Nacional de Kafue, na Zâmbia, um dos maiores baobás é conhecido como *Kondanamwali*, ou "a árvore que come raparigas". A árvore apaixonou-se por quatro belas raparigas. Quando estas atingiram a puberdade, fizeram ciúmes à árvore, arranjando maridos. Então, uma noite, durante uma tempestade, a árvore abriu o seu tronco e levou as raparigas para dentro. Foi construída uma casa de repouso nos ramos da árvore. Nas noites de tempestade, ainda se ouvem os gritos das raparigas aprisionadas. Ao longo do rio Limpopo, acredita-se que quando um rapaz se banha na água utilizada para embeber a casca do baobá, tornar-se-á um grande homem. Outros admitem que as mulheres que vivem em kraals onde há muitos baobás terão mais filhos. Este facto é cientificamente plausível, uma vez que estas mulheres têm melhor acesso às folhas e aos frutos, que são ricos em vitaminas e minerais.

---

[66] Do nosso informador Daa Bokonon Segan, médico tradicional, adivinho, sacerdote de Fa (Bokonon) em Affossogba.

[67]Achille Ephrem Assogbadjo et als, "*Caractères morphologiques et production des capsules de baobab (Adansonia digitata L.) au Bénin", Fruits* 60/5 /09 (2005) p. 327-340.

4. Toxicidade

Apesar das numerosas virtudes medicinais que fazem da baobá uma árvore excecional entre as plantas, a sua utilização descuidada pode causar problemas. De facto, o pó pode provocar alergias, sendo a principal delas o aparecimento de certos problemas gástricos devido ao seu elevado teor de fibras. Para remediar esta situação, basta reduzir a dose. As pessoas que sofrem de problemas cardíacos ou renais podem, potencialmente, ter certos problemas devido ao potássio. Além disso, dado que o teor de fibras por 100 g de pó é de 44 g (ou seja, cerca de 10 g mais do que as necessidades diárias de um adulto), recomenda-se vivamente que as pessoas com problemas intestinais evitem a sobredosagem. Como medida de precaução, as crianças pequenas e as mulheres grávidas ou a amamentar devem evitar o consumo de baobab. As pessoas que sofrem de problemas intestinais devem tomar o baobab com precaução. O seu elevado teor em fibras pode provocar inchaço e flatulência. O consumo de baobá pode provocar efeitos secundários como efeitos laxativos, desconforto digestivo, inchaço e flatulência.

O baobá pode conter potenciais anti-nutrientes na polpa do seu fruto seco, como cianeto e ácidos orgânicos. No entanto, estes encontram-se abaixo do nível de deteção. O óleo de semente de baobá pode conter ácidos gordos ciclopropano, que podem afetar negativamente a síntese de ácidos gordos. No entanto, a sua utilização não revelou quaisquer efeitos nocivos nos seres humanos. Isto deve-se ao facto de, quando os óleos são cozinhados, os componentes negativos serem destruídos. É evidente que, apesar de algumas preocupações científicas sobre o seu consumo, o baobá está, de facto, isento de efeitos secundários e de problemas de toxicidade. A maioria dos estudos demonstrou benefícios para a saúde com uma dose de 800 mg por kg de peso corporal para estes benefícios anti-doença. [68]A dose diária ideal é provavelmente de cerca de 23 g de pó por dia para uma saúde óptima.

Na cozinha, com o seu sabor picante e ligeiramente doce, o pó de baobá pode ser combinado com muitos pratos e bebidas diferentes: sumos, batidos, sorvetes, gelados, iogurtes, cereais, misturas para panquecas, bolos e barras de cereais. Devido ao seu sabor doce, é possível reduzir a quantidade de açúcar e aromatizar o queijo fresco, os chás e as infusões. E se se sentir cansado, é aconselhável tomar o pó de baobá como cura ao pequeno-almoço, em bebidas, cereais ou outros alimentos, evitando o consumo excessivo.

---

[68] Alice Pearson, "Baobab powder. Os seus múltiplos benefícios", *Myprotein* (2017) p. 1-5.

CAPÍTULO 5

5. Esboço de um estudo botânico-morfológico das plantas

Para melhor compreender a riqueza das nossas investigações e aprofundar o conteúdo terapêutico das plantas, é importante fazer um esboço morfológico da planta. Cada parte, aérea, subterrânea ou aquática, retira do seu ambiente biológico as substâncias necessárias à fotossíntese, ao crescimento da planta, à inflorescência, à produção de frutos, à formação de caules subterrâneos, rizomas, bolbos e tubérculos e às transformações particulares do sistema radicular. Desde o ápice aéreo até ao ápice radicular, todos os elementos vegetais e os seus extractos são utilizados em fitoterapia. A nossa metodologia consistirá numa apresentação em cinco etapas: caule, raízes, folhas, flores e frutos.

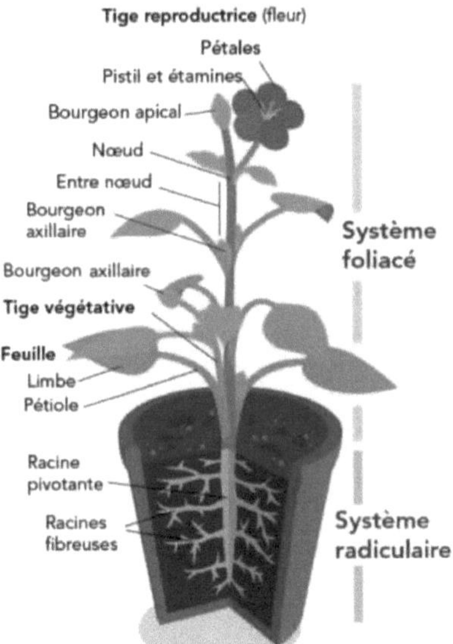

(Fonte: *Parlons Sciences*, 26/01/2023)[74]

5.1 O caule

O caule é a estrutura que constitui o elemento essencial do sistema radicular. Divide-se em duas partes: os nós e os entrenós. Os nós são os locais onde surgem os gomos que se transformam em folhas, noutros caules ou em flores. Os entrenós são as partes do caule situadas entre os nós. O caule é o

74 "As partes de uma planta", Parlons Sciences 26/01 (2023) 1-3, Acedido em 08/03/ 2024 (https://parlonssciences.ca/ressources-pedagogiques/documents-dinformation/les-parties-dune-plante).

A parte aérea da anatomia de uma planta que a suporta e estrutura, apoiando os outros órgãos aéreos da planta, como as folhas e as flores. Outra das suas principais caraterísticas é o geotropismo negativo, o que significa que cresce na direção oposta à da gravidade.

Os caules podem ser classificados de acordo com o seu meio de crescimento. Os caules aéreos apresentam-se nas formas erecta, rasteira, trepadora e volúvel, ou com espinhos, estolhos ou gavinhas. Os caules da maioria das plantas crescem acima do solo, mas os caules de algumas plantas, como as batatas, também crescem abaixo do solo. A parte da batata é um caule especializado, chamado tubérculo, que serve para armazenar os nutrientes da planta. O tronco é o nome dado aos caules das árvores. Os caules subterrâneos subdividem-se em tubérculos, rizomas e bolbos.

O papel do caule é o de transportar nutrientes e substâncias dentro da planta. A partir da raiz, a chamada seiva bruta sobe até às folhas através dos canais do caule, onde é enriquecida com dióxido de carbono e dá origem à seiva elaborada. A seiva elaborada sustenta a planta e permite o crescimento das folhas, das flores e dos frutos; orienta as folhas em direção ao sol. Transporta a água e os nutrientes captados pelas raízes, bem como os produtos da fotossíntese efectuada pelas folhas.

Existem quatro categorias de caules aéreos: o caule ereto, que é suficientemente robusto para crescer verticalmente; o caule ascendente, cujo tronco é perene e robusto, mas cujos caules aéreos são espinhosos e herbáceos; o caule deitado ou rastejante, que se encontra estendido no solo e não cresce para cima ou cresce apenas ligeiramente, é também conhecido por prostrado; o caule volúvel, que rodeia um suporte para nele se apoiar; o caule trepador, que se fixa a um suporte por meio de espiguetas, que são raízes adventícias, ou gavinhas, que são folhas transformadas. Os caules aéreos incluem os cladódios, o restolho de erva, o estipe (por exemplo, as palmeiras), os caules caulinares, os caules suculentos, os estolhos, os caules radiculares e os ramos especializados (espinhos, gavinhas).

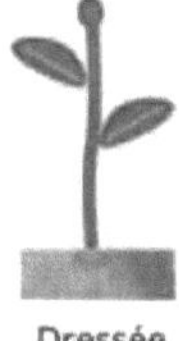

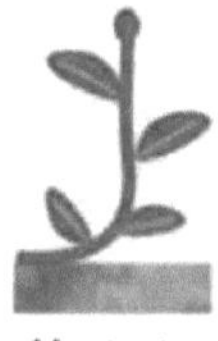

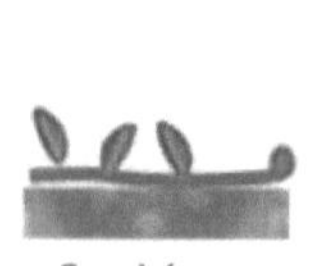

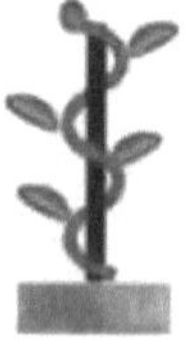

Os caules subterrâneos são: os rizomas, que crescem horizontalmente ou obliquamente no solo. Estes têm raízes ou apenas um ramo de folhas; os tubérculos, que se desenvolvem no solo, enchendo-se de nutrientes e tendo gomos chamados "olhos"; os bolbos, cujo caule curto se chama platô. No topo, apresentam um botão terminal rodeado de folhas reduzidas a escamas carnudas entrelaçadas, repletas de nutrientes.

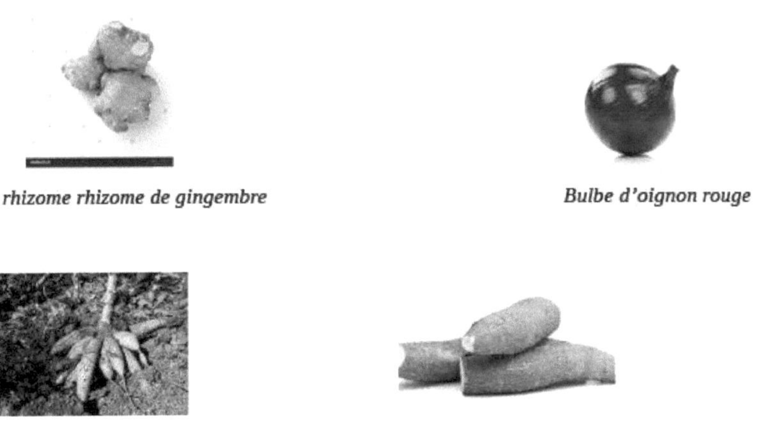

rhizome rhizome de gingembre ***Bulbe d'oignon rouge***

Tubercules de manioc

rizoma de gengibre bolbo de cebola vermelha
Tubérculos de mandioca

Caules aquáticos que vivem submersos na água (hidrófitas). Estão fisiologicamente equipados para absorver diretamente a água, o dióxido de carbono e o oxigénio, bem como os sais nutrientes. Plantas como *Ceratophyllum*, *Utricularia* e *Wolffia*, por exemplo, não têm raízes, que seriam inúteis para a alimentação. A parede celular das células epidérmicas dos caules destas plantas é coberta por uma cutícula fina, permeável aos gases, à água e aos solutos. Os tecidos de suporte não são necessários devido à flutuabilidade. [72]Por outro lado, a maioria das plantas aquáticas tem um desenvolvimento notável de espaços intercelulares que, ao encerrarem ar, melhoram a flutuabilidade e a difusão de gases na planta (ver aerênquima).

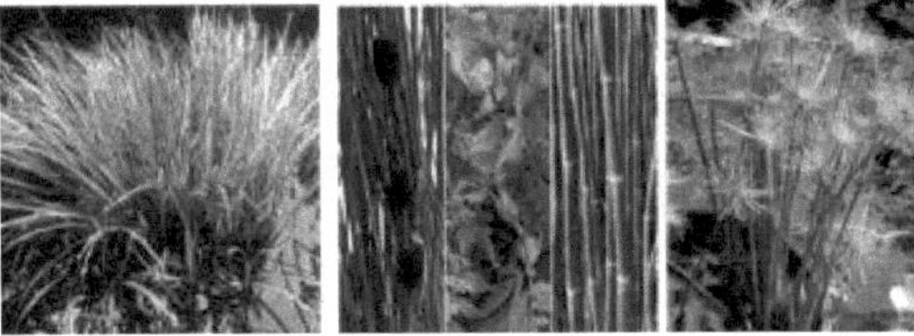

Fontes: Tiges aquatiques, Acedido em 28/06/2023 (https://www.google.com/search?

[72] E. Strassburger, *Tratado de Botánica*, 8va. edición. Omega, Barcelona, 1994, 1088 p. (ISBN84-7102-990-1)

q=tiges+acquatiques&tbm=isch&ved=2ahUKEwis06H3meX)

5.2 *As raízes*

A raiz provém do baixo latim *radicina, um* diminutivo do latim *radix* (raiz, base, fonte, fundamento), do qual provém o francês antigo *rais* (raiz), que dá origem ao rábano e ao rabanete. É geralmente o órgão subterrâneo das plantas vasculares, que as fixa ao solo e lhes fornece água e sais minerais. Existem quatro tipos de raízes: as raízes de estacas, que sustentam o tronco acima do solo ou da água (mangue); as raízes aéreas (orquídeas epífitas); as raízes de lianas (figueira-da-índia); as raízes de ventosas (baunilha). O seu papel é: fixar a planta no solo; captar a água e os minerais necessários ao crescimento da planta; armazenar alimentos e nutrientes; fornecer um meio de reprodução chamado propagação vegetativa (assexuada). Geralmente, as plantas encontram o pouco oxigénio de que necessitam entre os grãos de terra no subsolo, mas se o solo estiver saturado (cheio de água), o oxigénio é expulso do solo. Se não houver oxigénio no subsolo, as plantas começarão a produzir raízes acima do solo. As raízes podem ser finas e semelhantes a pêlos (raízes fibrosas) [A], curtas e grossas (raízes axiais) [B], ou algures no meio (por exemplo, raízes de ancoragem) [C].

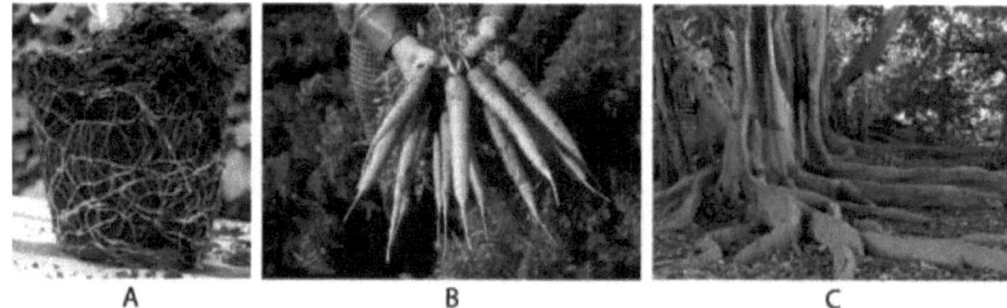

Raízes fibrosas de uma planta de tomate (A), raízes axiais de plantas de cenoura (B) raízes de ancoragem de uma figueira (C) (Fontes: (A) Rasbak at Dutch Wikipedia [CC BY-SA] via Wikimedia Commons; (B) Joe Larson / SDA Natural Resources Conservation Service [domínio público] via Wikimedia Commons; (C) Patti Neumann [CC BY-SA] via Wikimedia Commons).

Existem vários tipos de raízes em função da ecologia da planta. A raiz axial, que procura a água em profundidade. São específicas das árvores e das plantas das regiões secas. As raízes fasciculadas são raízes que correm abaixo da superfície do solo. As raízes adventícias têm origem num caule (subterrâneo ou aéreo), como os estolhos dos morangueiros. São frequentemente utilizadas para a propagação vegetativa e as estacas de plantas. A raiz traçadora estende-se horizontalmente e pode produzir caules adventícios ou rebentos.

Como as raízes são o primeiro órgão que as plantas desenvolvem quando germinam, podem ser distinguidas pela ancoragem que proporcionam à planta: raízes contrácteis, raízes de estacas e raízes epífitas. De acordo com a sua forma, podem ser classificadas como axonomorfas, fasciculadas, napiformes, ramificadas ou tuberosas. Podem também ser classificadas de acordo com a direção de crescimento em raízes adventícias, aquáticas, sugadoras, aéreas e de armazenamento.

A sua principal função é absorver água e nutrientes através dos seus pequenos pêlos absorventes, que depois transmitem ao resto da planta através do caule. Fixam toda a estrutura da planta ao ambiente, quer através de raízes subterrâneas que se agarram profundamente, quer através de raízes aéreas que se fixam a outras plantas ou superfícies. Algumas raízes fazem fotossíntese ou ligam-se a outras plantas para absorver nutrientes.

É importante notar que, no caso das raízes axiais, a radícula afunda-se verticalmente e desenvolve-se numa raiz axial (B). Frequentemente, o sistema de raízes axiais evolui, surgindo raízes adventícias da parte superior da raiz axial, que regride, dando origem a um sistema de raízes adventícias (A). A raiz axial é uma raiz vegetal relativamente reta, cónica e com ortogravitropismo positivo. Forma um pólo a partir do qual outras raízes crescem lateralmente. As plantas com raízes axiais são difíceis de desenraizar e transplantar. O seu sistema radicular é diferente do sistema radicular fasciculado e do sistema radicular traçado.

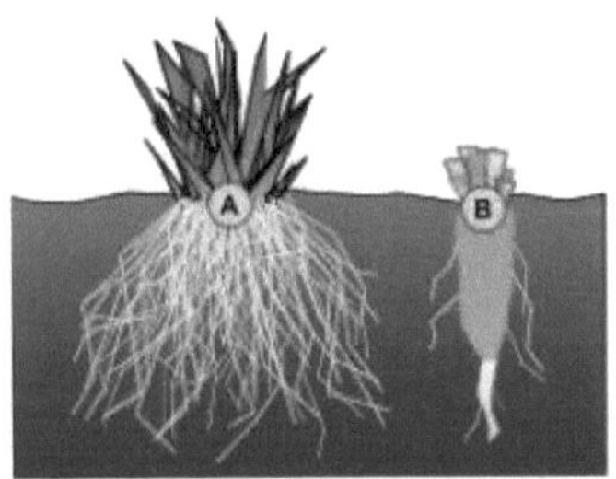

No que diz respeito à forma das raízes axiais, é necessário ter em conta as seguintes categorias: a raiz cónica, por exemplo, a raiz tuberizada da cenoura; a raiz fusiforme, como a do rabanete; e a raiz napiforme, como a do nabo.

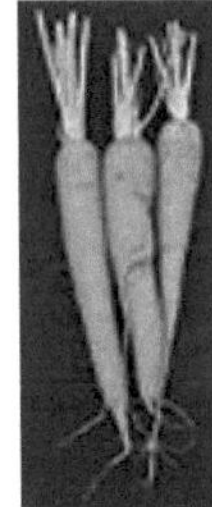

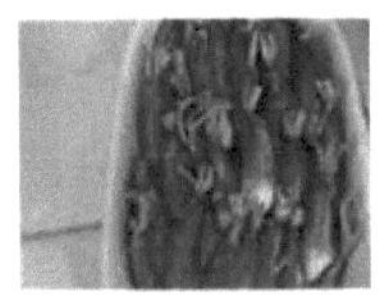

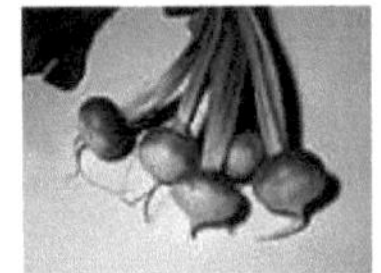

Raiz cónica Raiz fusiforme Raiz nafiforme

Existem: raízes axonomorfas, raízes fasciculadas, acinos napiformes, acinos ramificados e raízes tuberosas. Mas quando as raízes são consideradas segundo a direção de crescimento, distinguem-se: raízes adventícias, raízes aquáticas, raízes de sucção, raízes acinares aéreas e raízes de armazenamento. Em seguida, quando as raízes são consideradas em termos de ancoragem, é feita uma distinção entre: raízes contrácteis, raízes fúlvicas ou pernaltas e raízes epífitas. A raiz axonomórfica caracteriza-se por uma raiz principal, muito mais espessa e de maiores dimensões, da qual partem raízes secundárias de menor comprimento e espessura.

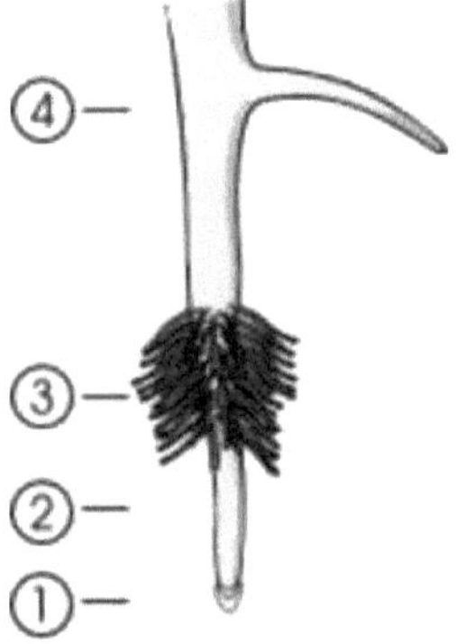

- A zona suberosa (4) corresponde à parte mais antiga da raiz; nela se encontram as raízes secundárias ou radículas.
- A zona pilífera (3) emite pêlos absorventes. Estes absorvem a água e os sais minerais.
- A zona de crescimento (2) está localizada atrás da capa e é responsável pela multiplicação celular.
- O chapéu (1) completa e protege a raiz. É o chapéu que permite a penetração da raiz no solo.

A raiz facsiculada, também conhecida como raiz atípica ou fibrosa, não tem raiz principal, pelo que todos os ramos têm a mesma importância e podem atingir tamanhos semelhantes. Este é um dos tipos mais comuns encontrados nas plantas de jardim.

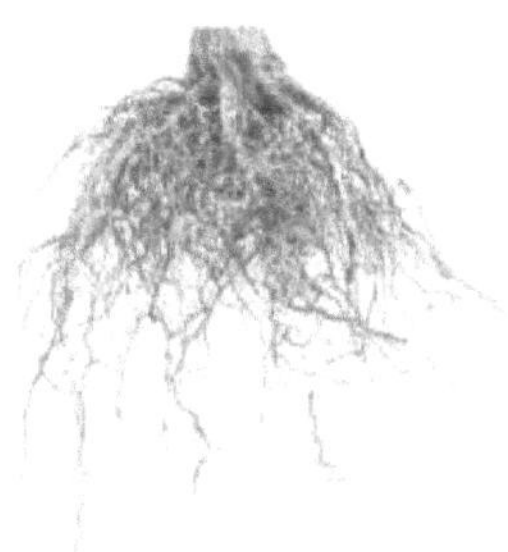

No caso das raízes nappiformes, a planta contém uma grande raiz principal que evoluiu para armazenar reservas de nutrientes e outras substâncias vitais. Trata-se de raízes muito grossas, muitas das quais são comestíveis.

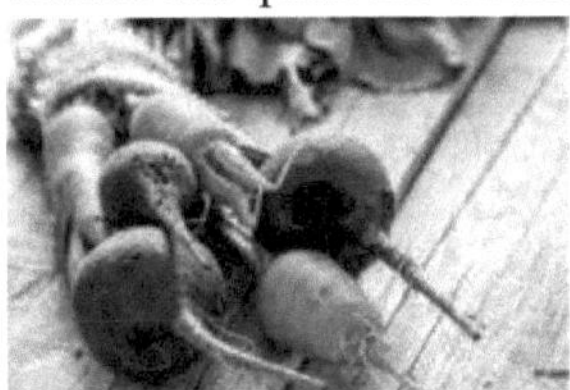

Raízes nappiformes

A estrutura da raiz ramificada faz lembrar os ramos de uma árvore. Não tem uma raiz principal e ramifica-se de forma muito pronunciada.

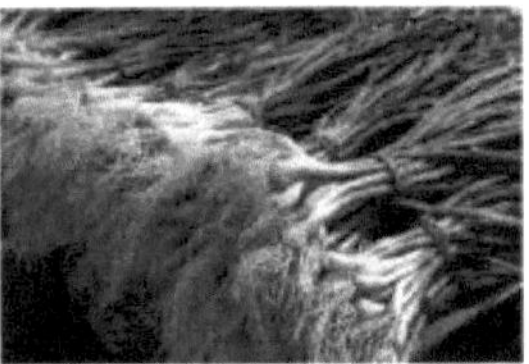

Raiz ramificada

As raízes tuberosas também têm a capacidade de se desenvolver e crescer armazenando substâncias de reserva. Isto pode ocorrer em várias raízes e não apenas na principal. São geralmente confundidas como tubérculos.

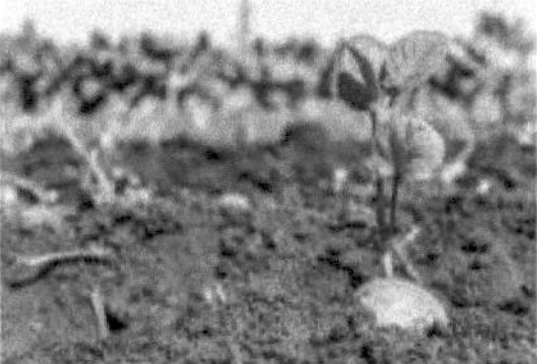

Raiz tuberosa

As raízes adventícias são raízes que crescem acima do solo. Permanecem em contacto com o solo para absorver os nutrientes e a água, mas crescem acima dele sem se enterrarem. Estas raízes subdividem-se nas seguintes categorias: foliares, fibrosas e adventícias.

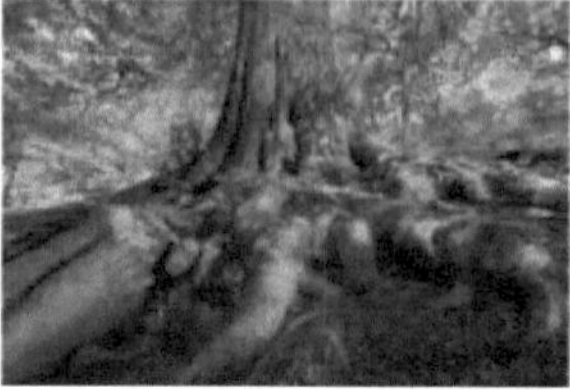

Raiz adventícia

As raízes aquáticas são caraterísticas das plantas aquáticas. Não estão em contacto com o solo e retiram os nutrientes necessários às plantas que crescem em meio aquático. Geralmente, trata-se de plantas que não estão ligadas às superfícies e que flutuam simplesmente na água.

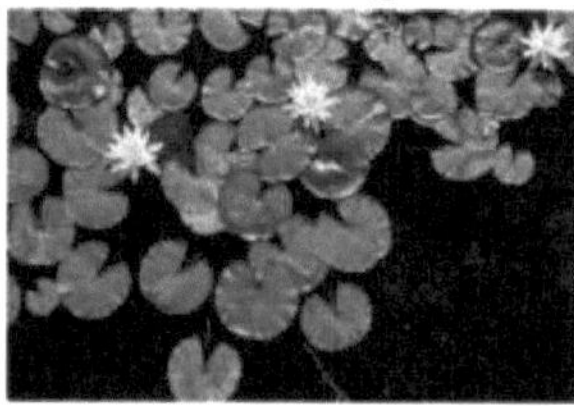

Raiz aquática

As plantas parasitas podem desenvolver raízes que penetram nos ramos ou nos caules das plantas que parasitam, absorvendo os nutrientes de que necessitam. São as chamadas ventosas ou raízes parasitas.

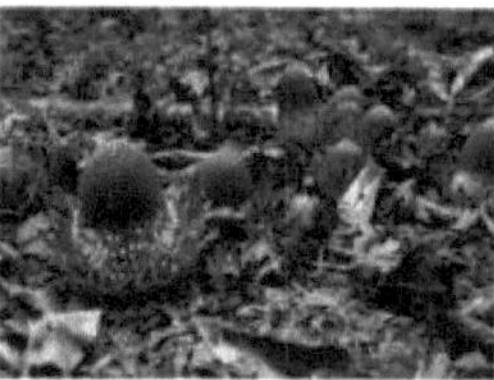

Raiz parasita ou "sugadora

As raízes aéreas são plantas parasitas que desenvolvem as suas raízes para baixo e podem estrangular a planta hospedeira.

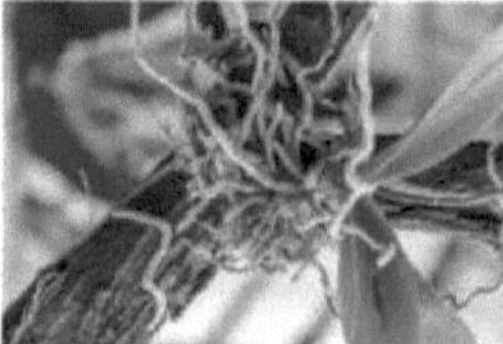

Raiz aérea

As raízes de armazenamento pertencem à categoria dos tubérculos e outras raízes capazes de armazenar água e nutrientes no subsolo, a fim de os proteger dos predadores herbívoros e de os poder utilizar de acordo com as necessidades da planta.

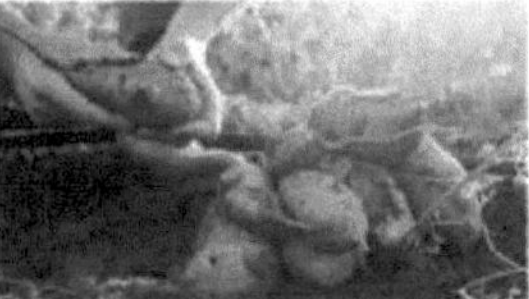

Raiz de armazenamento

As raízes contrácteis são também um tipo de raiz adventícia. São raízes cuja função é deslocar o rebento para um local próximo da superfície do solo. As raízes contrácteis são longas e carnudas, parte das quais é consumida à medida que a planta cresce.

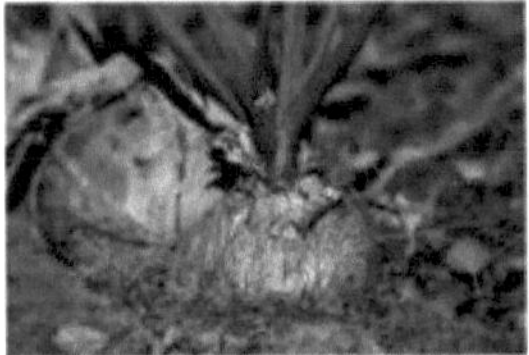

Raiz contrátil

Raízes fluviais ou raízes de estacas. Estas raízes começam na base do tronco ou do caule antes de chegarem ao solo. A partir daí, crescem e estendem-se para o interior do solo, podendo mesmo atravessar a água, de modo a que parte delas permaneça visível. Encontram-se geralmente em árvores de grande porte, que requerem uma maior estabilidade devido ao ambiente em que crescem.

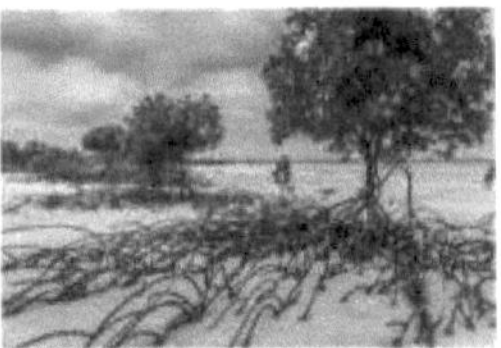

Raiz do rio

As raízes epífitas são desenvolvidas por plantas que crescem à superfície de outras plantas, mas não as parasitam. De facto, não absorvem os nutrientes da planta de suporte, mas simplesmente fixam-se a ela.

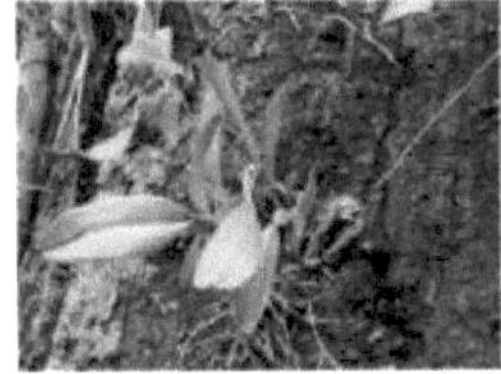

Raiz epífita

As raízes comestíveis incluem o gengibre, a curcuma, a mandioca, a beterraba, a batata, a cenoura, o alcaçuz, a pastinaca, o rabanete, a valeriana, o ginseng, a mandioca, o inhame, a batata e o taro. Estas espécies são geralmente ricas em hidratos de carbono e amido. As espécies silvestres comestíveis incluem o mandril - Trifolium alpinum, o alho escocês - Allium vineale, a cenoura escocesa - Daucus carota.

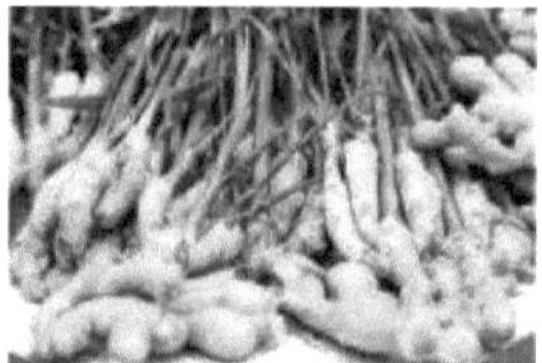

Raízes comestíveis

5.3 Folhas

A folha é o órgão especializado na fotossíntese das plantas vasculares, inserida nos caules das plantas nos nós. É também o local da respiração e da transpiração. Podem especializar-se, nomeadamente para armazenar nutrientes e água. São geralmente constituídas por uma lâmina aérea plana e fina, o limbo, que permite a exposição máxima da superfície à luz. Em contrapartida, outras folhas com uma lâmina muito reduzida deixam de desempenhar um papel fotossintético. Transformam-se em gavinhas, catafilos, escamas de gomos, folhas aéreas (espinhos, agulhas de coníferas) ou subterrâneas (como nos bolbos, nos cormos), suculentas. É o parênquima paliçádico, um tipo particular de tecido foliar, que efectua a fotossíntese, graças às suas células que contêm cloroplastos, e que confere à folha a sua cor verde. Folhagem ou folhagem é um nome incontável que designa, para as plantas anuais, o aparecimento das folhas, uma fase sazonal concomitante ao abrolhamento. As folhas de alguns legumes, como os nabos, são chamadas "tops"; outras folhas comestíveis são chamadas "brèdes".

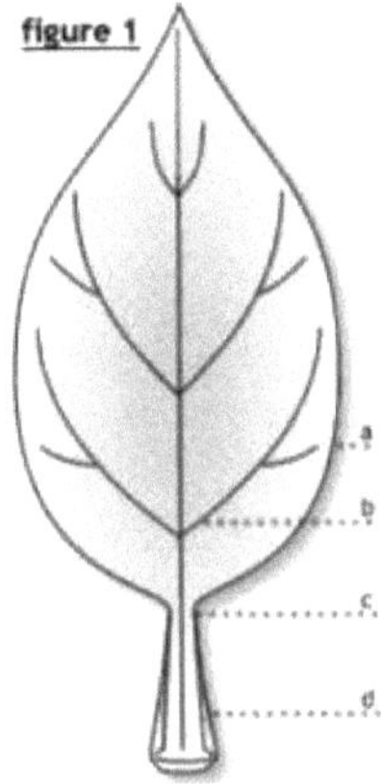

As diferentes partes da folha: uma lâmina plana (a) com nervuras (b), muitas vezes com um pecíolo (c) que prende a folha ao caule, por vezes alargado numa bainha (d). Esta pode "abraçar" o caule, como nas Poaceae. O pecíolo pode estar ausente, caso em que se diz que a folha é séssil. Por vezes pode ser alada ou ter estípulas mais ou menos desenvolvidas na sua base. No local onde o pecíolo e o caule se unem, existe um botão axilar.
Fonte: https://fr.wikipedia.org/wiki/Feuille.

A gema auxiliar situa-se no ponto de inserção da folha no caule e dará origem a um novo rebento ou a uma nova flor. A lâmina foliar é sulcada por nervuras que formam uma rede vascular através da qual circula a seiva. A nervura principal (ou média) é seguida pelas nervuras secundárias e, por fim, pelas nervuras. Na face superior, as nervuras são geralmente recuadas, enquanto na face inferior são mais salientes.

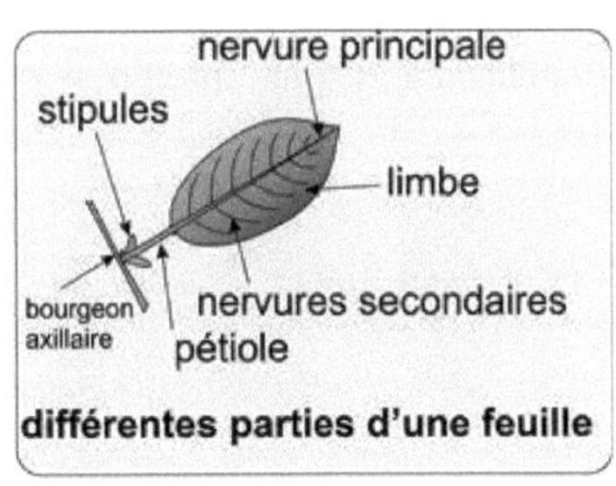

[76]Fonte :[78]

[78] "La feuille, description globale", Les Jardins du Gué 27/12 (2010), consultado em 25/06/2023 (https://www.jardinsdugue.eu/la-feuille-description-globale/)

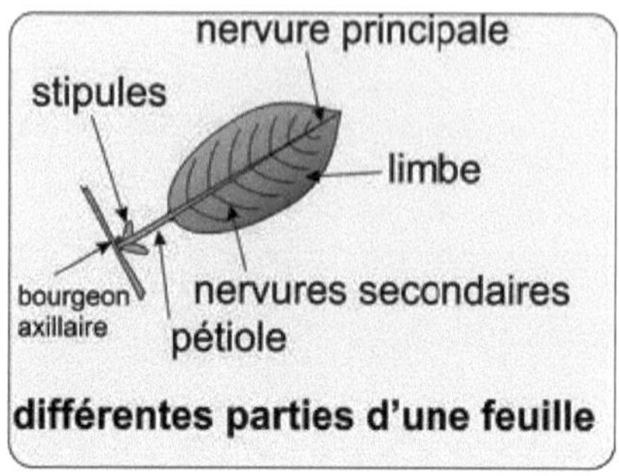

Diferentes partes de uma folha

As folhas simples têm uma lâmina única e contínua, enquanto as folhas compostas são constituídas por vários folíolos ligados ao pecíolo por pecíolos . Os folíolos não são folhas, mas partes de uma única folha.

Os folíolos nunca estão ligados ao caule, mas sim ao pecíolo, e nunca têm um botão axilar.

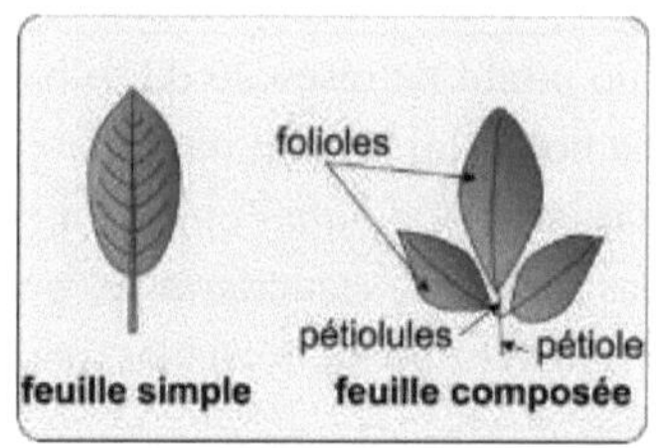

As folhas distinguem-se pela sua forma: inteiras, ovais, obovadas, elípticas, lanceoladas, oblanceoladas.

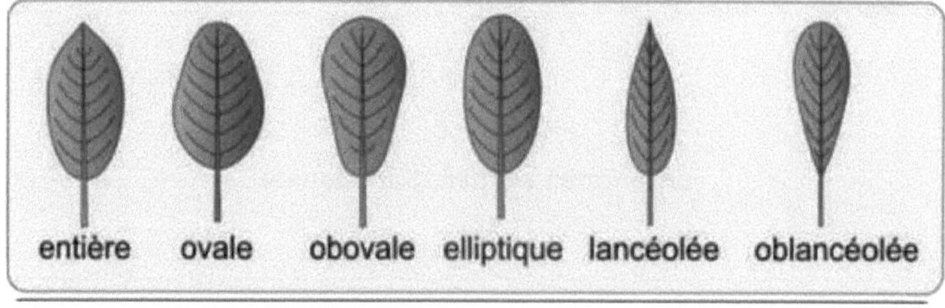

A folha inteira é a lâmina foliar, que não tem divisões, dentes ou recortes, nem saliências, como o loureiro e a cerejeira (*Prunus laurocerasus*). A folha oval tem uma lâmina em forma de ovo, ou seja, a base é ligeiramente mais larga do que o topo, como a *Hypericum androsaemum* (uma das espécies de hipericão). A folha obovada tem também a forma de um ovo, mas desta vez a parte mais larga está na parte superior (prefixo ob = de cabeça para baixo), como na *Arctostaphylos uva-ursi*. A folha elíptica tem uma lâmina elíptica, como a folha da *Asclepias cornutii.* A folha lanceolada tem uma lâmina em forma de ponta de lança, 3 a 4 vezes mais comprida do que larga, com a parte mais larga do lado do pecíolo, como a folha da *Olea europea* (oliveira). Diz-se que a folha é oblanceolada quando a lâmina é em forma de ponta de lança, 3 a 4 vezes mais comprida do que larga, mas a parte mais larga está no topo e não na base, como a folha da *Daphne mezereum.*

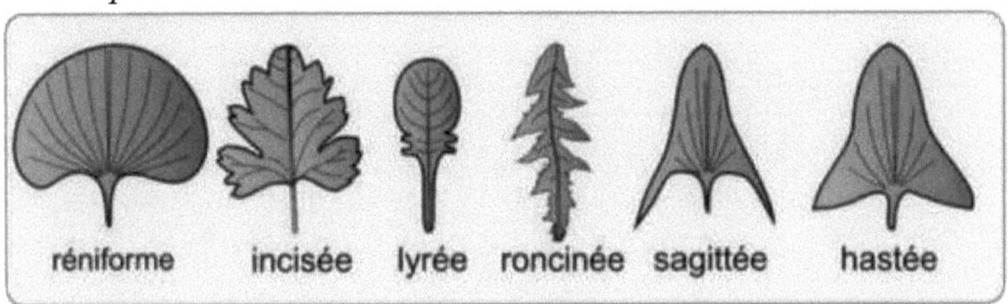

A folha é reniforme quando a lâmina é reniforme, mais larga do que comprida, recortada na base e arredondada no topo, como em *Farfugium japonicum.* Incisa quando a lâmina é irregularmente cortada e as incisões são mais profundas do que simples dentes, mas não atingem a nervura principal, como na folha de *Veronica austriaca ssp. Teucrium.* A folha é lira ou liriforme quando o lóbulo superior é muito maior e arredondado sobre os lóbulos inferiores muito mais pequenos, como na folha da rutabaga. Diz-se que é pedunculada quando a lâmina apresenta dentes profundos e agudos, virados para baixo em direção à base, como é o caso da folha do dente-de-leão (*Taraxacum dens-leonis).* Quando a lâmina é em forma de ponta de seta, diz-se que a folha é sagitada, como a de *Arisarum vulgare.* Mas quando a lâmina tem a forma de uma alabarda, com os dois lóbulos da base quase horizontais, ao contrário de uma folha sagitada, diz-se que é uma folha hastada, como a folha de *Atriplex hastata.*

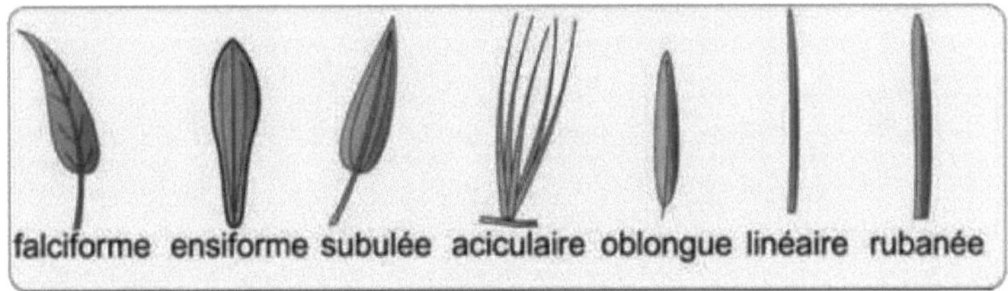

Diz-se que a folha é falcada ou falcada quando a lâmina tem a forma de uma foice ou de uma foice. É o caso da folha da *Iris acutiloba.* a nervura central do que nos bordos, como a folha da *Eryngium yuccifolium.* Mas quando a lâmina tem a forma de um furador de sapateiro, com bordos bastante paralelos e terminando em ponta, diz-se que é subulada, como a de *Sagina subulata.* E quando a lâmina é em forma de agulha (do latim "acicula" = agulha), alongada, fina e terminando em ponta, diz-se que a folha é acicular ou aculeada, como a das agulhas das coníferas. Diz-se oblonga quando a lâmina é claramente mais comprida do que larga, com margens quase paralelas, como a do *Aster lateriflorus.* No entanto, quando a lâmina da folha é muito longa e estreita, com margens paralelas, chama-se folha linear, como a do cravo (*Dianthus*). E quando a lâmina é em forma de fita e as duas extremidades são aproximadamente iguais em largura, diz-se que a folha é fita, como a da *Clivia nobilis.*

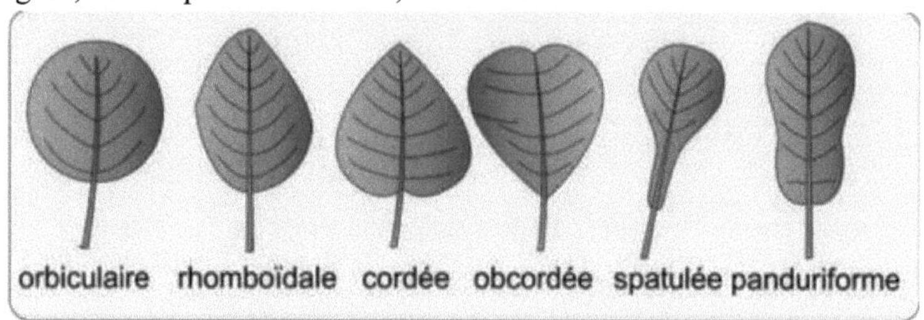

Quando a folha é orbicular (do latim "orbis" = esfera), a lâmina tem uma forma quase circular. É o caso da folha da *Cercis chinensis.* E quando a lâmina tem a forma de um diamante, diz-se que a folha é romboidal ou rômbica ou romboide (do grego *rhombos*: pião, diamante). É o caso da folha da *Cissus rhombifolia.* A folha é cordada ou cordata quando a lâmina é em forma de coração, como a da *Peperomia marmorata.* Diz-se também que é obcordada quando a lâmina é em forma de coração, mas com a ponta na parte inferior, ao contrário das folhas cordadas. É o caso da folha de *Oxalis stricta.* A folha é espatulada quando a lâmina é em forma de espátula, larga na parte superior e estreita e alongada na base, como na folha de *Primula frondosa.* E quando a lâmina é apertada no meio ou na parte inferior, um pouco como um oito ou um violino, diz-se que a folha é panduforme. É o caso do *Rumex pulcher.*

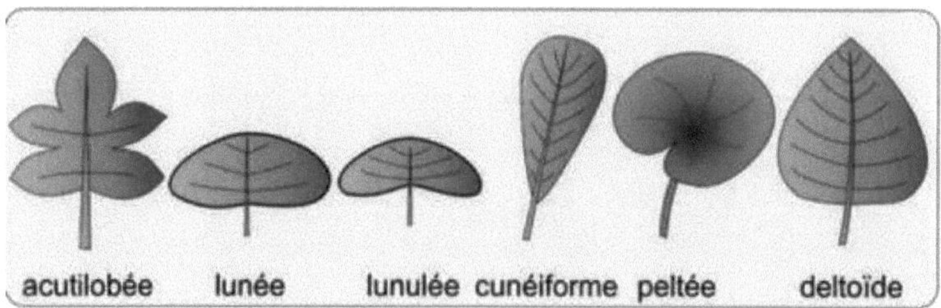

Diz-se que a folha é acutilobada quando os lóbulos da lâmina são pontiagudos ou mesmo espinhosos, como no caso da folha da *Hepatica acutiloba.* É lunada quando a lâmina tem a forma de uma meia-lua. Esta forma, bem como a seguinte, aplica-se sobretudo às pinas dos fetos, ou seja, às pequenas subdivisões das frondes dos fetos. Quando a lâmina foliar tem a forma de uma lua crescente, mais pequena do que a de uma folha lunada, chama-se folha lunada. Por outro lado, diz-se que é cuneiforme ou cuneiforme quando a lâmina tem a forma de uma cunha ou de um triângulo invertido, ou seja, com a ponta na base. É o caso da folha de *Echeveria ciliata.* Uma folha peltada é aquela em que o pecíolo não está ligado à base da lâmina, mas praticamente no centro da sua superfície, que é geralmente orbicular. Um exemplo é a *folha* da capuchinha, *Tropaelum majus.* E quando a lâmina é triangular, como o *delta* maiúsculo grego, diz-se que a folha é **deltoide**. É o caso da folha de *Populus deltoides.*

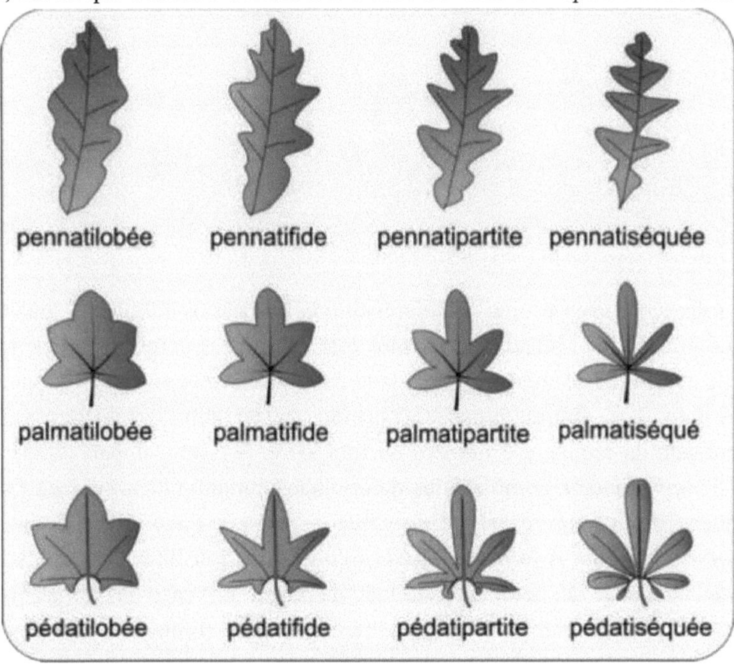

Neste caso, é necessário considerar tanto a rede de nervuras como a profundidade das reentrâncias na lâmina foliar. Diz-se que as nervuras são ***pinadas*** quando estão dispostas como as farpas das penas de uma ave ou os dentes de um pente, como numa folha de pera. São *palmadas* quando começam todas no mesmo ponto na base da folha e se estendem como os dedos de uma mão, como numa folha de videira. Diz-se que são *pedunculadas* ou *pedunculadas* quando a base da lâmina foliar apresenta duas nervuras principais muito divergentes que têm nervuras secundárias apenas na sua face interna, perpendiculares às nervuras principais, como numa folha de heléboro. No que diz respeito à profundidade das reentrâncias, e aplicando isto em primeiro lugar às folhas com venação pinada: quando as reentrâncias são pouco profundas, a lâmina foliar é *pennatilobada.* Quando as reentrâncias atingem aproximadamente o meio de cada meia-lâmina, diz-se que a folha é *pennatifida*

(do latim *fidus*, fendida). Quando os entalhes ultrapassam o meio da meia-lâmina sem atingir a lâmina principal, diz-se que a folha é *pennatipartida* (latim *partitus*, dividida). Depois, quando os entalhes atingem a nervura principal, diz-se que a folha é *pennatipartida* (latim *sectus*, cortada). A mesma lógica aplicada às folhas com venação palmada dará os seguintes termos: *palmatilobada, palmatifida, palmatipartida* e *palmatiséquée*. E para as folhas com venação pedunculada, temos as folhas *pedatilobadas, pedatifidas*, *pedatipartidas* e *pedatisadas*.

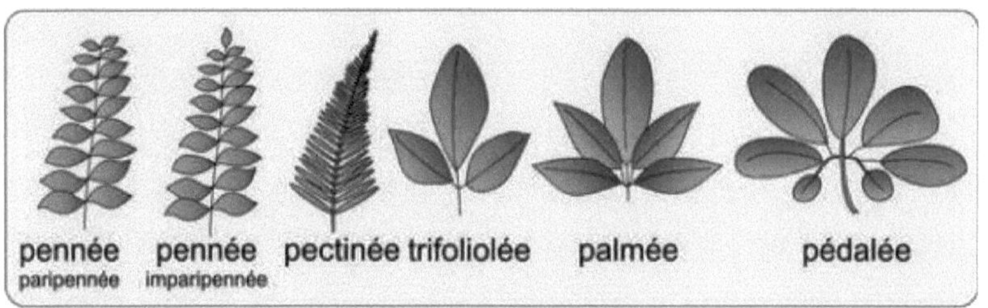

Uma folha composta é uma folha constituída por vários folíolos. E quando se diz que uma folha é pinada, os folíolos estão dispostos como as farpas de uma pena de ave, simetricamente de cada lado da ráquis. A ***ráquis é*** o prolongamento do pecíolo nas folhas pinadas. Quando existe um folíolo terminal na extremidade da ráquis, e o número de folíolos é, portanto, ímpar, diz-se que a folha é *imparipinada*, como a folha da ervilhaca comum (*Vicia sativa*). Quando o número de folíolos é par, diz-se que a folha é *paripinada*, como a da *Indigofera tinctoria.* A *folha pectinada* é constituída por finas lamelas dispostas como os dentes de um pente de cada lado da ráquis. É o caso das folhas do teixo (*Taxus*). E a folha trifoliolada é constituída por três folíolos, todos ligados à parte superior do pecíolo, como na folha do *Acer griseum.* NB: o termo trifoliolado deve ser distinguido de ***ternado***, que significa disposto em três. Assim, três folhas que partem do mesmo ponto são ditas ternadas e não trifoliadas, porque não são folíolos. Existem ainda as disposições ***biternadas*** (duas vezes ternadas) e ***triternadas*** (três vezes ternadas). Diz-se que a folha é palmada quando existem mais de 3 folíolos ligados à parte superior do pecíolo e em leque; chama-se folha palmada, como no castanheiro *Aesculus californica.* A folha pedunculada é constituída por folíolos dispostos como se estivessem ligados ao pecíolo do folíolo precedente, como a folha do heléboro (*Helleborus viridis).*

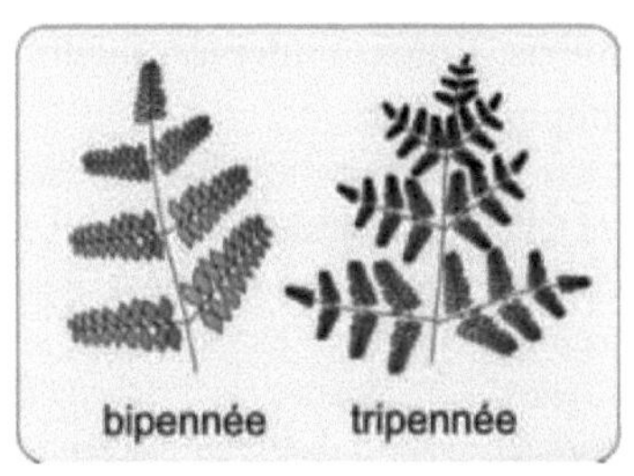

Relativamente às folhas pinadas, se os próprios folíolos forem pinados, diz-se que a folha é ***bipinada***. E se os folíolos do segundo nível também forem pinados, diz-se que a folha é ***tripinada.*** Os fetos têm mesmo folhas ***quadripinadas***.
As folhas têm três funções principais. Efectuam a fotossíntese, obtendo energia química dos raios solares. Permitem que a planta respire, trocando gases durante a noite. Podem mesmo transpirar, permitindo que o excesso de água se escape através delas. As folhas são as partes verdes achatadas das plantas, chamadas limbos. Estão ligadas ao caule pelo pecíolo. A maioria das folhas tem estas partes, mas nem todas. As folhas são geralmente largas e planas para expor os seus cloroplastos ao máximo de luz solar possível. As agulhas dos pinheiros e de outras coníferas são folhas. A sua pequena área de superfície combinada com um revestimento ceroso minimiza a perda de água.

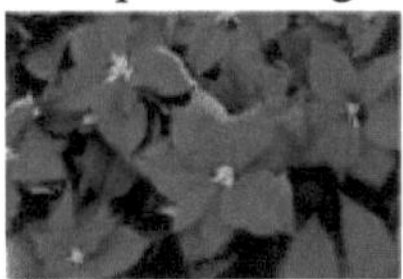

As brácteas vermelhas de uma poinsétia[77]

Em suma, a função primária das folhas é a fotossíntese clorofilada, que se processa em três fases: a utilização da luz através da lâmina foliar como um eficiente coletor solar; a troca de gases (CO_2, O2 e evaporação de H_2O); e o transporte de seiva bruta e processada através de uma rede muito extensa de veias. As folhas podem também absorver outros nutrientes para além do CO_2. Esta transferência, que parece ocorrer lentamente através da cutícula e/ou mais rapidamente através dos estomas, é por vezes um fator determinante na transferência de metais do ar para a planta. A morfologia da folha é um dos factores que pode favorecer ou não a deposição e a subsequente adsorção ou absorção e internalização de partículas atmosféricas. Este facto pode colocar problemas de saúde ambiental, por exemplo, quando se trata de produtos hortícolas ou outras culturas destinadas ao consumo humano ou à alimentação animal, especialmente se a substância tóxica estiver principalmente armazenada nas partes comestíveis (folhas, frutos, sementes, tubérculos). As folhas também desempenham um papel importante na

[77] O que parecem ser grandes flores vermelhas são, de facto, estruturas especializadas chamadas brácteas. Trata-se de folhas especializadas cujo papel é atrair polinizadores como as abelhas e os pássaros. As flores são as pequenas estruturas amarelas no centro das brácteas. Muitas flores são atraentes para animais como os pássaros e as abelhas, que transportam o pólen (que contém as células reprodutoras masculinas) de uma flor para outra. Estes animais são chamados polinizadores porque ajudam a distribuir o pólen.

defesa das plantas contra os herbívoros, através da síntese de taninos, alcalóides ou proteínas PR, e proteção da folhagem contra a foto-oxidação.

Em meio aquático, as folhas absorvem os nutrientes dissolvidos na água, por vezes mais do que as raízes, que servem principalmente para a fixação. As plantas espinhosas transformam frequentemente as suas folhas em espinhos, modificando os folíolos, as estípulas ou simplesmente os pêlos. Tal como as plantas xerófilas, trata-se de um mecanismo de defesa contra a seca ou contra o pastoreio de animais herbívoros. Alguns espinhos e cílios muito finos permitem à planta recolher o orvalho. As plantas carnívoras assumem formas muito especializadas, como a forma de *urna* das Nepenthes ou a forma de armadilha das Dionaea, que têm uma lâmina foliar em duas partes dotadas de espinhos e capazes de se dobrarem uma sobre a outra para prender os insectos. As folhas das suculentas e das plantas suculentas são frequentemente transformadas em órgãos de reserva. As folhas ou folíolos das plantas trepadeiras transformam-se em gavinhas que lhes permitem agarrar-se ao seu suporte. Este papel é por vezes desempenhado pelo pecíolo. As plantas aquáticas, como o jacinto de água, podem transformar as suas folhas em gavinhas. As folhas das plantas adaptadas à seca (xerófilas) podem ser reduzidas a escamas (chamam-se "squamiformes") ou a agulhas (coníferas). A planta reduz a sua superfície foliar para limitar a evapotranspiração. A azinheira, por exemplo, pode ter várias formas de folhas: num ambiente favorável, onde a humidade do ar não é limitativa, terá folhas com uma lâmina quase oval, enquanto que num ambiente seco, as folhas serão maioritariamente dentadas. Algumas espécies de epífitas, como as bromélias, utilizam as suas folhas para recolher e armazenar água.

5.4 A flor

A flor é um caule de crescimento limitado que desenvolve na sua extremidade folhas modificadas, que têm uma função reprodutiva. Estas estruturas são chamadas antofilas (são as pétalas e as sépalas) e têm diferentes partes, cada uma especializada numa ou mais funções, como a formação de gâmetas, a dispersão de frutos e sementes, a polinização e outras estruturas de proteção.

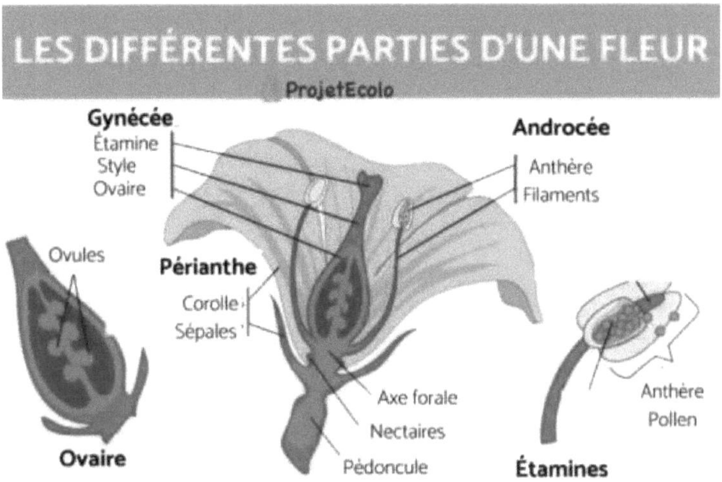

[78]Fonte :

[79]As espermatófitas ou fanerogâmicas são plantas produtoras de sementes cujas flores são a parte da planta que alberga as estruturas reprodutoras . Assim, nas flores, os gâmetas

78
Antoine Decrouy, "Composição de uma flor - as diferentes partes de uma flor", Projeto Ecolo 12/05
(2023) 1-3 , Acedido em 25/06/2023 (https://www.projetecolo.com/composition-d-une-fleur-les-differentes- parties-d-une-fleur-192.html).

79 A parte da flor que não tem função reprodutora chama-se perianto e é formada pelo cálice constituído por estruturas estéreis: as sépalas, a corola, formada pelas pétalas. As partes da flor com funções reprodutoras são: o androceu, formado pelos estames com os seus grãos de pólen (órgãos reprodutores masculinos), o gineceu, formado pelos pistilos com os seus carpelos (órgãos reprodutores masculinos e femininos, parte da flor onde se efectua a fecundação e onde são criadas as sementes. Têm também estruturas de proteção e de germinação. As flores são responsáveis pela reprodução da planta. É por isso que são muitas vezes coloridas para atrair os insectos polinizadores. Mas nem todas as plantas se reproduzem através das flores. As flores existem em várias formas, tamanhos, cores, feitios e aromas. A flor tem **um cálice, uma corola, estames, um filamento e pistilos.** Nos estames, o órgão sexual masculino da planta, encontra-se o pólen que, ao ser transportado para os pistilos, o órgão sexual feminino, dá origem ao processo de criação de uma nova planta.

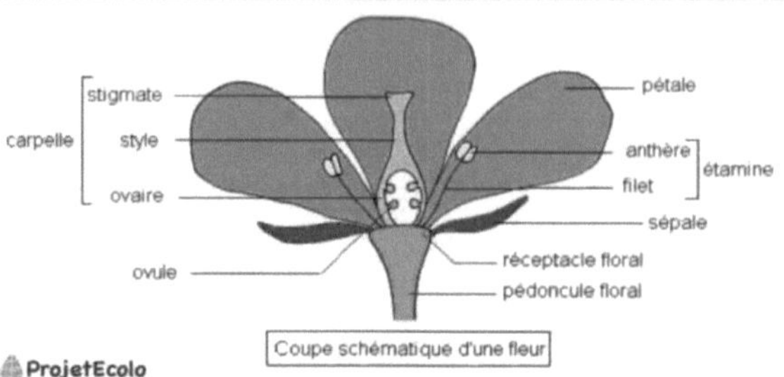

Fonte[80]

fêmeas), os carpelos, que se dividem ainda em ovário, estilete e estigma.

[80] Antoine Decrouy, "Composition d'une fleur - Les différentes parties d'une fleur", *Projet Ecolo* 12/05 (2023) 1-3 , consultado em 25/06/2023 (https://www.projetecolo.com/composition-d-une-fleur-les- differentes-parties-d-une-fleur-192.html).

As diferentes partes da flor têm funções diferentes. O pedúnculo: é o caule que sustenta a flor. Não faz parte das partes florais; o recetáculo floral ou tálamo que é uma ampliação do pedúnculo onde se inserem as antofilas ou partes florais. O cálice é a parte da flor constituída por estruturas semelhantes a folhas, geralmente verdes, denominadas sépalas. A função do cálice é proteger o botão floral; a corola é a parte da flor formada por estruturas semelhantes a folhas, geralmente coloridas e denominadas pétalas. As pétalas formam-se depois das sépalas e a sua função é serem polinizadas; para isso, utilizam as suas formas e cores vivas para atrair os polinizadores; o androceu é a parte da flor que contém os órgãos reprodutores masculinos: os estames. Na parte masculina da flor, cada estame é constituído por um filamento, no final do qual se alarga para formar a antera, onde são produzidos os gâmetas masculinos ou grãos de pólen, também designados microgametófitos; o *gineceu* é a parte da flor que contém os órgãos reprodutores femininos. Esta parte feminina da flor é formada pelo pistilo, que por sua vez é formado pelos carpelos. Um carpelo divide-se em três partes. O ovário, que é a parte alargada que contém o óvulo. O estilete é a zona alongada entre o ovário e o estigma. E, finalmente, o estigma, que é a parte final do estilo e é uma estrutura pegajosa, uma vez que a sua função é capturar os grãos de pólen.

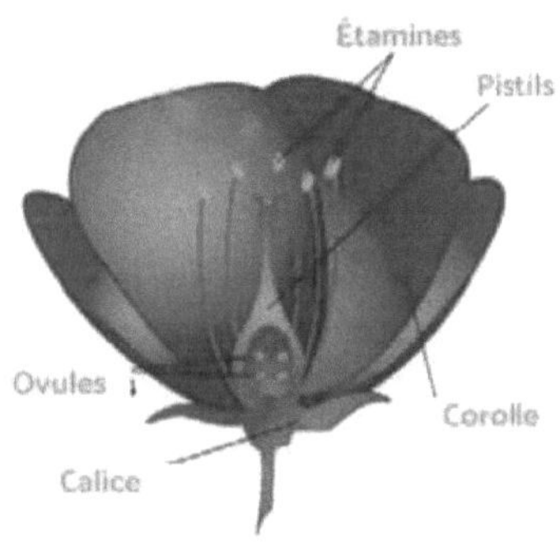

Existem diferentes variedades de flores. As flores das plantas angiospérmicas, que são as flores típicas, podem ser classificadas de diferentes pontos de vista. Se classificarmos as flores das angiospérmicas de acordo com a sua parte reprodutora, distinguimos entre espécies com flores masculinas (apenas estames), flores femininas (apenas pistilos) e flores hermafroditas (ambos os tipos de órgãos reprodutores). Se as classificarmos de acordo com a presença de todas as estruturas florais (sépalas, pétalas, estames e pistilo), dividimo-las em duas categorias: flores completas, que possuem os quatro elementos de uma flor típica. Um exemplo típico é a rosa. Estas são flores hermafroditas; as flores incompletas não possuem os quatro elementos. Um exemplo é a begónia, que é constituída por estames ou pistilos, mas nunca por ambos. Correspondem às flores que têm apenas um sexo. Outra forma de as classificar é ter em conta o número de cotilédones em que a semente se desenvolve. Distinguem-se: as monocotiledóneas, em que a flor se desenvolve num único cotilédone fornecido pela semente. As suas folhas têm uma única nervura paralela. São exemplos deste tipo de flor os lírios, as orquídeas, as tulipas, os açafrões, os narcisos e as campânulas; dicotiledóneas, em que a flor se desenvolve em dois cotilédones únicos alimentados pela semente. As suas nervuras começam na parte inferior e ramificam-se em direção à superfície, como as rosas, as margaridas, as chagas e as begónias.

Vejamos o exemplo da inflorescência do milho. Trata-se de uma planta monóica, com flores unissexuais (ou seja, flores masculinas e femininas separadas na mesma planta). A inflorescência masculina chama-se panícula e a inflorescência feminina chama-se espiga. A espiga é coberta por folhas especializadas chamadas espatas. [79][80]Na indução floral, o meristema apical do caule transforma-se num meristema apical de inflorescência que produz a

[79] A transição do crescimento vegetativo para o crescimento reprodutivo.

[80] Jackson, S.D., "Plant responses to photoperiod" (Respostas das plantas ao fotoperíodo). *The New Phytologist* 181 (2009) p. 517-531.

panícula. [81]A formação da panícula começa quando o meristema apical da inflorescência produz uma série de meristemas laterais; os primeiros destes são chamados meristemas de rebento e são responsáveis pela formação dos ramos principais da panícula . [82]Os meristemas laterais seguintes (mais afastados do caule vegetativo) desenvolvem meristemas de pares de espiguetas, que podem formar-se nos meristemas dos ramos . Cada meristema de par de espiguetas produz um pequeno rebento com 2 meristemas de espiguetas, cada um dos quais produz uma gluma primordial e desenvolve 2 meristemas florais (superior e inferior). Cada meristema floral produz os órgãos florais (a palea, duas glumelas, três estames e um pistilo) e é suportado pelo lema. O desenvolvimento do pistilo é interrompido, resultando na formação de uma inflorescência masculina unissexual. A maioria dos meristemas auxiliares permanece dormente. [83]No entanto, alguns dos meristemas inferiores podem gerar perfilhos e alguns dos meristemas superiores podem gerar espigas. [84]As espiguetas são formadas a partir de meristemas auxiliares que se tornaram meristemas de inflorescência e depois se desenvolveram em espiguetas através de um processo reiterativo de formação de meristemas e diferenciação de órgãos . Cada meristema de par de espiguetas desencadeará a formação de um meristema de espiguetas e tornar-se-á ele próprio um meristema de espiguetas. Cada meristema de espiguetas desencadeia então a formação de um meristema floral, que por sua vez se torna um meristema floral. A duração e a intensidade deste processo repetitivo de formação de meristemas de pares de espiguetas determina o número de floras na formação da espiga adulta. [85]Algumas observações sugerem que os genótipos que produzem inflorescências mais tarde desenvolvem mais floras por fila . [86]Cada inflorescência é rodeada por folhas modificadas que actuam como envelopes protectores (i.e. espatas) . As espigas formam cerdas a partir dos seus óvulos. O desenvolvimento da seda começa na base da espiga e continua em direção ao topo ao longo de vários dias.

[81] Colasanti J. et al, *The maize floral transition (A transição floral do milho). Bennetzen JL*, (2009) (eds) Handbook of Maize: Its Biology, Springer, New York, USA, p 41-55.
[82] M. J. T Norman et als, *The ecology of tropical food crops*. Cambridge University Press (1995).
[83] C. W. Smith et als, *Corn: Origin, history, technology, and production*. John Wiley & Sons (2004).
[84] P. McSteen et als, "A floret by any other name: control of meristem identity in maize", *Trends in Plant Ciência* 5 (2000) p. 61-66.
[85] R.M. Bonhomme et als, "Flowering of diverse maize cultivars in relation to temperature and photoperiod in multilocation field trials", *Crop Science* 34 (1994) p. 156-164.
[86] B. G. Cook et als, "Tropical Forages: an interactive selection tool", Acedido em 24/08/2023 (https://www.tropicalforages.info/text/intro/index.html) p. 1.

Normalmente, a libertação de pólen e o aparecimento de sedas são síncronos, resultando numa elevada produção de grãos. [87]No entanto, stresses severos como a seca podem atrasar o aparecimento das sedas e reduzir a produção de grãos de pólen . [88]O período entre a libertação de pólen e o aparecimento das sedas é conhecido como o intervalo antese-floração . [89]O pólen é libertado continuamente durante uma semana ou mais; uma libertação de cerca de 10 milhões de grãos de pólen por cada panícula de milho . [90]O pólen pode ser libertado facilmente (por exemplo, em resposta a vibrações ou ventos ligeiros) e disperso a curtas distâncias de até 30 m. [91]A viabilidade do pólen diminui após a sua libertação da panícula. [92]Em certos casos, os ventos horizontais permitem que o pólen percorra várias centenas de metros. [93]Os grãos de pólen caem da panícula (a chamada antese) sobre as cerdas da espiga, que estão cobertas de pêlos pegajosos que capturam os grãos de pólen . Os grãos de pólen germinam imediatamente e um tubo polínico é inserido na seda, transferindo o material genético para o óvulo feminino e provocando a fertilização.

[87] A.J. Hall et als, "Water stress before and during flowering in maize and its effects on yield, its components, and their determinants", *Maydica 26* (1981) p. 26:19-38.
[88] J. Bolaños et al, "The importance of the anthesis-silking interval in breeding for drought tolerance in tropical maize", *Field Crops Research* 48 (1996) p. 65-.
[89] M.Bannert et al, "Cross-pollination of maize at long distance", *European Journal of Agronomy* 27/1 (2007) p. 44-51.
[90] D.E. Aylor, "Rate of dehydration of corn (*Zea mays*) pollen in the air" (Taxa de desidratação do pólen de milho (*Zea mays*) no ar). *Journal of Experimental Biology* 54/391 (2003) p. 2307-2312.
[91] E. H. Coe et als, "The genetics of corn. (1988) p. 81-257 *em* F. Sprague, J. W. Dudley, eds. Corn and Corn Improvement (Third Edition), Madison, Wisconsin, EUA.
[92] D.E. Aylor, 2003. "Taxa de desidratação do pólen de milho (*Zea mays*) no ar". *Journal of Experimental Biology* 54/391 (2003) p. 2307-2312.
[93] *A. S Hitchcock,. 1971, Manual of the grasses of the United States. Courier Corporation, Departamento de Agricultura dos EUA* (1971).

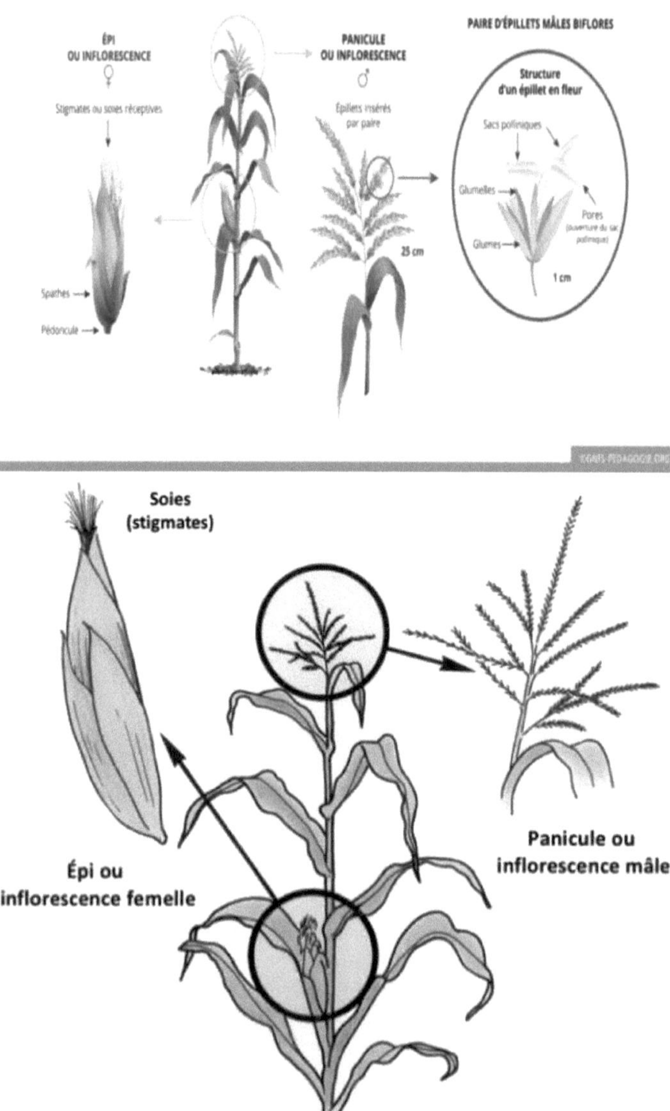

5.5 Frutos

O fruto é o órgão vegetal que contém uma ou mais sementes. Caraterístico das

Angiospérmicas, sucede à flor por transformação do pistilo. [94]A parede do ovário forma o pericarpo do fruto e o óvulo dá origem à semente. Pode ser um fruto biológico ou um falso fruto (maçã, ananás, etc.). Um fruto biológico (ou falso fruto) pode ser vulgarmente designado como um legume (abacate, tomate, etc.), uma especiaria (pimenta, malagueta, etc.) ou um cereal (trigo, arroz, etc.). O fruto ajuda a espécie a reproduzir-se, protegendo a semente ou as sementes e favorecendo a sua propagação pelos animais, no caso de frutos geralmente coloridos, doces (amoras) ou ricos em nutrientes, pelo vento, no caso de frutos com para-quedas ou asas, ou pela água, no caso de frutos flutuantes como os cocos.

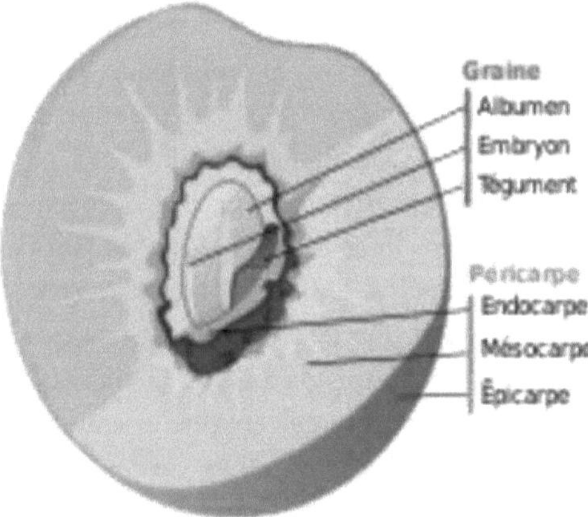

Estrutura esquemática de uma drupa típica, o pêssego, mostrando o fruto e a semente.

O fruto produzido pela flor polinizada pode assumir a forma de drupa, baga, vagem, cápsula, aquénio, etc. O fruto é formado pela transformação do pistilo após a fecundação ou, por vezes, sem fecundação (o que se designa por partenocarpia). Mais especificamente, é a parede do ovário (a parte do pistilo que contém o óvulo) que se transforma na parede do fruto, chamada pericarpo, que envolve as sementes.

Nalguns casos, o fruto não é o resultado da transformação do pistilo e pode ter uma origem mais complexa, um falso fruto. A sua formação pode resultar da transformação de outra parte da flor, o recetáculo floral. Os exemplos mais conhecidos de falsos frutos são as maçãs e os morangos. Pode também resultar da transformação de outra parte da flor, os carpelos, que se transformam em drupéolas. Estes frutos múltiplos são, portanto, pequenas drupas aglomeradas, designadas por polidrúpulos. É o caso da framboesa e da amora (fruto da silva).

[94] Bernard Boullard, *Plantes & Champignons*, Éditions Estem, 1997, 878 p.

Pode resultar da transformação de várias flores numa inflorescência, denominada infrutescência. É o caso, por exemplo, do ananás, do figo e da amora (fruto da amoreira).

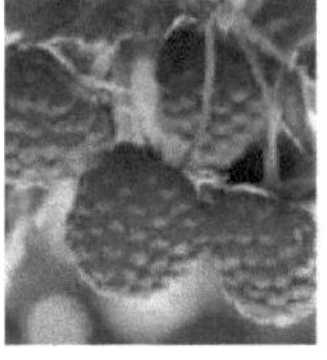 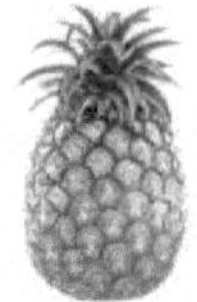 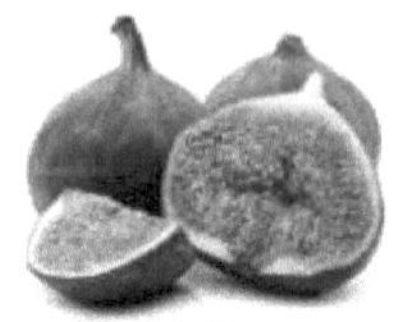 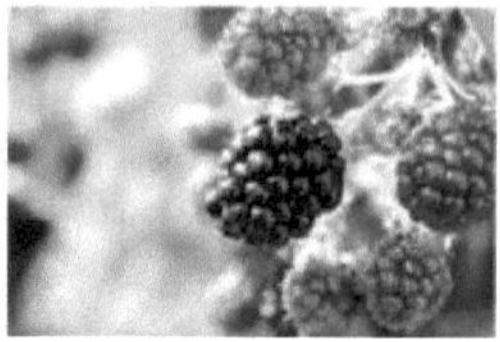

Framboesa Ananás Figo Amora (fruto da amoreira)

O pericarpo é constituído por três camadas: o epicarpo, geralmente colorido e designado por epiderme; o mesocarpo, que constitui a parte sumarenta dos frutos carnudos; e o endocarpo, por vezes lenhificado e designado por caroço. Em botânica, o epicarpo ou exocarpo é a parede exterior de um fruto. Cobre a camada denominada mesocarpo. É geralmente colorido. É geralmente designado por pele ou casca. No caso específico dos citrinos, o exocarpo é designado por flavedo. O mesocarpo é a parte intermédia do fruto, vulgarmente designada por *polpa* no caso dos frutos carnudos. Deriva da transformação do parênquima da parede do ovário. No caso particular dos citrinos, a parte exterior do mesocarpo, de cor branca e esponjosa, é denominada albedo. O endocarpo é a camada mais interna do pericarpo, o tecido do fruto que envolve a semente. Pode ser utilizado para distinguir uma baga de um fruto carnudo. Se for esclerificado, forma um caroço à volta da semente (o fruto será uma drupa); se não for, a semente chamar-se-á pipa (o fruto será uma baga). Em botânica, por exemplo, considera-se que o abacate contém uma semente e o pêssego um caroço.

Na tipologia botânica, distingue-se entre: frutos carnudos: bagas como a uva, o tomate, o abacate, a laranja, etc.; frutos drupáceos como a ameixa, o pêssego, a azeitona e a cereja. Estes frutos caracterizam-se por uma semente com uma casca dura (endocarpo lenhificado). Existem também frutos secos deiscentes (que acabam por se abrir) como o heléboro e a peónia. A vagem é um fruto caraterístico das Fabaceae, também conhecidas como leguminosas, como a ervilha, a soja, a alfarroba e a luzerna. Há que distinguir também os frutos com uma cápsula de deiscência fendida (septicida) como o colchicum, o tabaco e a genciana. Há a cápsula loculicida, como a tulipa, o lírio, a violeta, a sílica: Outros são de deiscência paraplacentária. São frutos caraterísticos das brássicas, como a couve e a colza. Outras são píxides, com deiscência circular, como a erva-de-bico. Algumas, como os cravos e as papoilas, apresentam cápsulas com deiscência apical. Os frutos secos e indeiscentes (que não se abrem) são os aquénios, como o dente-de-leão, a valeriana e o morango (o morango é um falso fruto pontilhado de aquénios acastanhados). Existem também os frutos cariopse, caraterísticos das Poaceae (gramíneas), como o trigo e o milho. Outros são samarose, como o ácer, o freixo e o olmo. Os frutos esquizocarpos contêm vários aquénios: cenoura, hortelã.

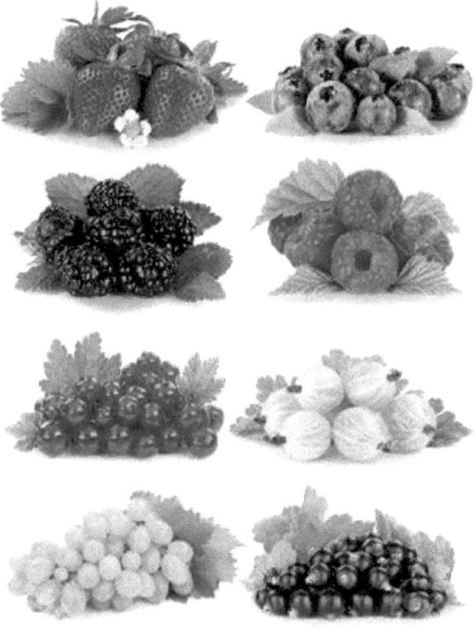

Bagas

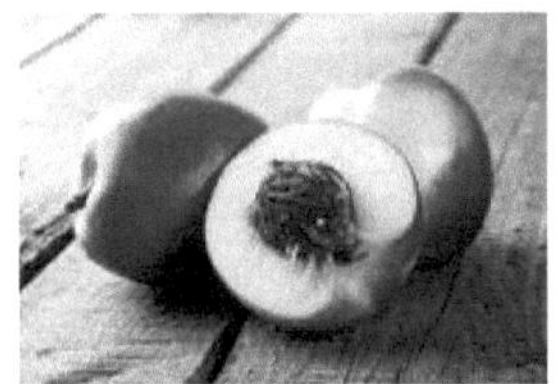

Maçã (drupa)

CAPÍTULO 6

6. Glossário fitomédico e bioquímico

Optámos por fornecer aos leitores os significados de palavras frequentemente encontradas nas duas secções principais anteriores sobre descrições de plantas, propriedades químicas, propriedades terapêuticas e dosagem. Este ensaio lexical começa com a etimologia das palavras, seguida do seu uso botânico, bioquímico e médico. Nalguns casos, são mesmo dadas explicações mais pormenorizadas sobre os remédios das plantas medicinais, no caso de doenças ou de práticas curativas. O glossário é apresentado por ordem alfabética.

achene (achene): latim achena, do grego antigo à-, a- (sem) e χαινειν khainein (abrir, estar escancarado, bocejar). Em botânica, é o fruto indeiscente, contendo apenas uma semente, cujo pericarpo, mais ou menos esclerificado, não está fundido à semente. Por exemplo: a bolota, o fruto do carvalho, é um aquénio; a alcachofra e o dente-de-leão têm aquénios emplumados. O aquénio é também o fruto típico das Fagaceae: a faia e o castanheiro, cujas flores têm um ovário multilocular. Neste caso, a semente única resulta do aborto de óvulos não fecundados. Alguns aquénios apresentam excrescências resultantes da transformação do estilo. É o caso do aquénio das Asteraceae, que apresenta um papo de pêlos que serve para os dispersar ao vento, ou do aquénio das clematites, que apresenta um estilo longo, esbranquiçado e plumoso, muito visível nas sebes durante o inverno.

[1]*alcaloide***:** árabe ^ ãl-qily (soda), do latim medieval *alkali, uma* planta do género Salsola da qual se extraiu durante muito tempo um carbono de sódio mais ou menos puro, conhecido como "soda", a partir do qual se podia fabricar soda cáustica. O termo *al qali* também foi usado, como a palavra francesa soude com seu uso duplo para a planta salífera e a substância química soude, para designar cinzas calcinadas com propriedades básicas; *alcaloide, al qali* (base ou com um caráter alcalino ou básico), sufixo grego - είδης -eidês (parentesco, semelhança, forma), através do *alcaloide* alemão. É a designação genérica de numerosas substâncias naturais que contêm um ou mais átomos de azoto em estado de oxidação negativo, em princípio ligados a um anel, e que lhes conferem propriedades básicas mais ou menos acentuadas. Como bases, são geralmente insolúveis em água e solúveis em solventes orgânicos apolares; como sais, as suas solubilidades são inversas; cristalizam frequentemente no estado sólido. As actividades biológicas associadas podem ser intensas, com uma predileção pelo sistema nervoso central (morfina, atropina, alcalóides da cravagem do centeio, etc.). Alguns são agentes anti-cancerígenos (vinblastina, camptotecina, etc.) ou antiparasitários (quinina). É uma substância orgânica, básica, azotada, geralmente heterocíclica, de origem vegetal (raramente animal),

dotada de propriedades fisiológicas notáveis (tóxicas ou terapêuticas), como a morfina, a nicotina, a cocaína, a estricnina e o quinino. Como um grande número de produtos naturais, quase todos os nomes comuns dos alcalóides têm uma terminação "-ine", como a nicotina, a cafeína, a atropina, a ibogaína, a emetina, a ergina e a morfina. Na química biológica, os alcalóides são geralmente derivados de aminoácidos. Encontram-se sob a forma de misturas complexas, frequentemente baseadas em várias ou mesmo dezenas de moléculas de alcalóides diferentes, juntamente com os seus precursores, como metabolitos secundários, principalmente em plantas, fungos e alguns grupos animais. Há um tipo de alcaloide que contém dois átomos de azoto no anel aromático e que não existe na natureza: o grupo dos pirazóis. Os alcalóides formam sais e têm um sabor amargo. Sob forma purificada, as moléculas revelam muitas vezes uma toxicidade aguda, bem como, em doses mais pequenas, uma atividade farmacológica calmante, não isenta de efeitos de habituação ou de toxicidade crónica a longo prazo. Mas as proporções ínfimas de cafeína no café, de cocaína numa folha de coca seca, de nicotina no tabaco de mascar e de nicotina no tabaco de mascar foram aceites pelas suas acções psicotrópicas, psicoactivas, estimulantes, dopantes, tónicas, vomitantes, calmantes, sedativas e analgésicas. As moléculas de alcalóides puros mais conhecidas são frequentemente muito tóxicas, tal como a estricnina, a aconitina, a atropina e a cocaína em doses medidas. Entre as propriedades analgésicas da morfina ou da codeína, no âmbito de protocolos de sedação (anestesia) muitas vezes acompanhados de hipnóticos, ou de utilização como agente anti-malárico (quinina, cloroquina) ou anti-cancerígeno (vinblastina, vincristina), ou ainda de sedação opiácea com a ibogaína.
aldeído: derivado do hidrocarboneto correspondente ao qual é adicionada a terminação -al. O metanal, também conhecido como formaldeído ou formol, é gasoso, mas todos os outros aldeídos são líquidos ou sólidos. Estes compostos são utilizados na indústria para o fabrico de perfumes, medicamentos, plásticos, solventes, papel e têxteis. Em química, são compostos orgânicos em que um dos átomos de carbono primários contém um grupo carbonilo. O furfurol (furfural, fural), matéria-prima das resinas de furano, é extraído do farelo de certas partes da espiga de milho. Trata-se de um aldeído a partir do qual se obtém o álcool furfurílico (furol) por hidrogenação. À escala industrial, a oxidação controlada de álcoois primários pode ser utilizada para produzir aldeídos, tomando precauções para garantir que a reação cessa antes da formação de ácidos carboxílicos. É assim que o metanal é produzido a partir do metanol. Os aldeídos são também produzidos em grande escala a partir de alcenos por hidroformilação, um método frequentemente designado por processo oxo: o

butanal, por exemplo, é sintetizado a partir de propeno, monóxido de carbono e di-hidrogénio, na presença de um catalisador. Devido à forte polarização da ligação C=O, os aldeídos, tal como as cetonas, são susceptíveis de adição nucleofílica no carbono portador da função. Esta propriedade é utilizada para proteger a função carbonilo por acetalização, um processo reversível que consiste na adição de dois álcoois ao carbonilo para formar um composto inerte denominado acetal.

alicamento: composto por *alimentos* e *medicamentos*. É um nutriente destinado a tratar (ou a prevenir o aparecimento de) certas doenças e incorporado no regime alimentar normal. É também um produto alimentar no qual foram introduzidos elementos considerados particularmente benéficos para a saúde. De facto, o termo "*alicamento*" tem a sua origem na medicina tradicional chinesa, que atribui virtudes curativas a muitos alimentos. No entanto, na medicina ocidental, nenhum alimento substitui um medicamento, embora certos alimentos possam ajudar a prevenir ou tratar certas doenças. Os alimentos são produtos de origem animal ou vegetal que contêm substâncias que o organismo necessita para a sua nutrição. Estas substâncias são as proteínas, os hidratos de carbono, os lípidos, a água, os minerais e as vitaminas.

Existem dois tipos de alimentos utilizados para tratar problemas de saúde: os alimentos funcionais (naturais), que são interessantes pelas suas virtudes naturais, e os alimentos industriais, que são alimentos transformados por métodos industriais para obter um valor nutricional benéfico acrescentado.

Os alicamentos naturais são alimentos crus, não transformados, como os legumes, a fruta e a carne. Por exemplo: a beterraba, que é excelente para o fígado, também ajuda no trânsito intestinal; o aipo tem propriedades anti-sépticas e reumáticas. Protege contra a cistite, a gota, as infecções das vias urinárias, a hipertensão e a artrite. A salsa protege os rins, a bexiga e a próstata. O alho e a cebola melhoram a circulação sanguínea e ajudam a combater as doenças cardiovasculares. A alcachofra estimula a regeneração das células do fígado. O chá verde é um excelente antioxidante. A curcuma tem propriedades anti-inflamatórias e antioxidantes. A couve tem propriedades anti-inflamatórias e diuréticas, além de ajudar a baixar os níveis de açúcar no sangue. Quanto aos alimentos transformados, trata-se de produtos não transformados aos quais foram adicionados nutrientes. São exemplos: os cereais de pequeno-almoço ricos em ferro e vitaminas do complexo B; os iogurtes com bifidus ativo, que são muito bons para a digestão e o trânsito; as margarinas enriquecidas com Ómega 3, que previnem os riscos cardiovasculares. De facto, o potencial dos alimentos saudáveis deve-se muitas vezes à presença de micronutrientes em quantidades interessantes. Estes incluem as vitaminas C, E, K e B9, os pré e probióticos, as fibras alimentares e os ómega 3.

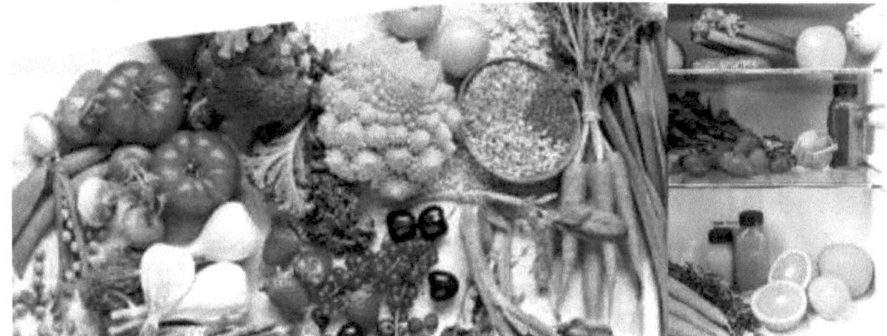

amenorreia: do grego antigo Ά privativo, de μήν, (mês), e ρείν, rhein (fluir). É uma condição em que a menstruação flui menos do que o habitual, ou não flui de todo, embora não haja gravidez. Esta ausência de menstruação pode ser primária ou secundária. A amenorreia primária é a ausência de menstruação até aos 15 anos de idade em doentes com crescimento normal e caraterísticas sexuais secundárias. A amenorreia secundária é a ausência de menstruação durante 3 meses, no caso de ciclos menstruais regulares, ou durante pelo menos 6 meses, no caso de períodos irregulares. As causas anatómicas da amenorreia incluem: anomalias congénitas do aparelho genital feminino (por exemplo, agenesia vaginal, imperfuração do hímen), anomalias adquiridas (por exemplo, síndrome de Asherman ou estenose cervical). As causas endocrinológicas frequentes incluem: atraso constitucional da puberdade, gravidez (causa mais comum em mulheres em idade fértil), síndrome dos ovários poliquísticos, hiperprolactinemia (por exemplo, devido a adenoma da hipófise, amenorreia devido a amamentação ou medicação antipsicótica), amenorreia hipotalâmica funcional (por exemplo, devido a exercício excessivo, hipoglicemia, hipoglicemia) ou uma combinação destas, [95]devido a exercício excessivo, perturbações alimentares ou stress , medicamentos hormonais (por exemplo, contraceptivos orais, medroxiprogesterona). Os contraceptivos que contêm apenas progestagénio provocam frequentemente amenorreia. Os contraceptivos estroprogestogénicos combinados podem provocar amenorreia se forem utilizados continuamente (sem pílulas de placebo ou qualquer medicação de poucas em poucas semanas) ou durante um longo período (se o endométrio se tornar atrófico). A amenorreia devida a disfunção ovulatória é normalmente secundária, mas pode ser primária se a ovulação nunca se iniciar, por exemplo devido a uma doença genética. Se a ovulação nunca se iniciar, o resultado é normalmente um atraso na puberdade e um desenvolvimento anormal das

---

[95] C M Gordon et als, "Amenorreia hipotalâmica funcional: uma diretriz de prática clínica da sociedade endócrina". J Clin Endocrinol Metab 102 /5 (2017) p. 1413-1439, 2017.

caraterísticas sexuais secundárias. As anomalias genéticas que incluem um cromossoma Y aumentam o risco de cancro do ovário. As causas mais comuns de disfunção ovulatória são perturbações do eixo hipotálamo-hipófise-ovário. As causas incluem: disfunção hipotalâmica (nomeadamente amenorreia hipotalâmica funcional); disfunção hipofisária; insuficiência ovárica primária (insuficiência ovárica prematura); doenças endócrinas que provocam um excesso de androgénios (nomeadamente síndrome dos ovários poliquísticos).[96]

amiláceo: *Do grego* αμυλον *ámulon* (não moído), do latim *amylum* (que deu amido), e o sufixo -ase. Refere-se a um elemento ou órgão rico em amido. O amido das plantas, por exemplo, é utilizado como ingrediente nos mercados da alimentação humana e da nutrição animal, bem como em muitas indústrias não alimentares. Entre estes incluem-se produtos como o milho (maizena), o arroz (fécula de arroz), o trigo (fécula de trigo), a mandioca (tapioca) e a batata (fécula de batata). A sêmola é extraída principalmente do trigo duro. Este grão moído é utilizado principalmente para o fabrico de sêmola e de farinha. Existem também sêmolas feitas de trigo mole, cevada, aveia, milho e arroz. Os legumes sem amido incluem alcachofras, espargos, couves de feijão, couves de Bruxelas, brócolos, couve-flor, aipo, pepino, beringela, cogumelos, cebolas, salada verde, espinafres, tomates, nabos e curgetes. O açúcar em pó Starch Icing Sugar da Daddy's é o açúcar em pó utilizado pelos pasteleiros, contendo amido para garantir uma cobertura duradoura em todos os produtos de pastelaria.

analgésico: Do grego αντί, anti (oposto a, contra) e άλγος, álgos (sofrimento) Analgésicos são medicamentos utilizados para eliminar a dor, como a aspirina, o paracetamol e o ibuprofeno, a morfina. O ibuprofeno é mais eficaz contra certos tipos de dor, como dor de dentes e entorses. O seu sinónimo é analgésico.

Anestesia: Do prefixo grego άν-, an-, in- (sem); de α'ίσθησις, aísthêsis, (sensação, faculdade de perceber através dos sentidos). A anestesia é a supressão da sensação (e em particular da sensação de dor). O seu objetivo é permitir a realização de uma intervenção médica que, de outro modo, seria demasiado dolorosa. A anestesia pode visar um membro, uma região ou todo o corpo (anestesia geral). A anestesia loco-regional é também utilizada para a dor crónica. A área da medicina que estuda e pratica a anestesia é a anestesiologia.

---

[96] V Joan et al, "Amenorrhea" , The MSD Handbook (MD, University of Virginia Health System; Medical Review Jan. 2023), Acedido em

18/06/2023 (https://www.msdmanuals.com/fr/professional/gyn%C3%A9cologie-et-obst%C3%A9trique/ troubles-menstruels/am%C3%A9norrh%C3%A9e): 1-6.

anorexia: Ανορεξία, de άν (sem, parar, ausência de) privativo, e ορέγομαι (desejar); do *grego* antigo άνορεξία , *anorexía* (apetite). Em nutrição, refere-se à falta de apetite ou ausência de apetite, mas na verdade significa o comportamento que consiste em restringir-se à comida. É um sintoma resultante de causas somáticas ou psicológicas muito diversas. Em psiquiatria, a anorexia é um dos principais sintomas da síndrome depressiva. Em medicina, é a sensação de saciedade que ocorre em várias doenças infecciosas (cancro, tuberculose, etc.), doenças do aparelho digestivo e outras doenças graves.
antraquinona: Contração de *antraceno - um* hidrocarboneto aromático policíclico com três anéis seguidos, cujo nome deriva de antracite - e *quinona. Em* química agrícola e farmacêutica, é a substância química derivada do antraceno, utilizada como laxante em medicina e, no passado, como corvífugo na agricultura. A antraquinona pertence à família química dos hidrocarbonetos aromáticos policíclicos. É um derivado do antraceno. Ocorre naturalmente em vários animais e plantas e é também uma substância ativa em produtos fitofarmacêuticos ou pesticidas que têm um efeito repelente nas aves. Isolada, tem o aspeto de um pó cristalino sólido, que varia entre o amarelo e o cinzento claro e o cinzento-esverdeado. De um modo mais geral, uma antraquinona é um composto químico com este motivo na sua estrutura. Outros nomes para a antraquinona são 9,10-dihidro-9,10-dioxoantraceno, antradiona, 9,10-antraquinona e antraceno-9,10-quinona, e os nomes populares incluem anthranoid, *hoelite*, *morkit* e *corbit*. A antraquinona ocorre naturalmente em certas plantas, como a borragem, a senna, o aloés, o ruibarbo, um tipo de espinheiro norte-americano por vezes chamado cascara, fungos, líquenes e na maioria dos insectos, onde serve de esqueleto básico para os pigmentos. Os derivados naturais da antraquinona tendem a ter efeitos laxativos.

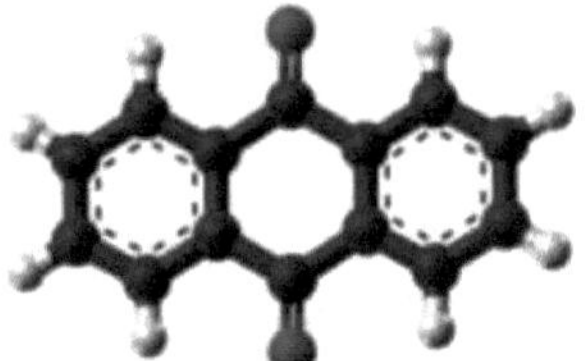

Estrutura da molécula de antraquinona.

Em aplicações médicas, a antraquinona e os seus derivados naturais são utilizados no tratamento de perturbações intestinais funcionais, como a colopatia funcional, a laxofobia e a obstipação. A antraquinona e os seus derivados activos, como os glucósidos de antraquinona, estimulam o peristaltismo no intestino delgado e aumentam os movimentos peristálticos no cólon. Os glucósidos de antraquinona são transformados no cólon em senósidos. Os senósidos são hidrofílicos e reduzem a absorção de água para garantir uma bacia fecal fluida. Evitam assim a formação de fezes grumosas. A antraquinona é utilizada como laxante ou purgante acima de um limiar de 30 mg a 36 mg por dia. Acima deste limiar de senósidos, as fezes tendem a tornar-se muito moles ou líquidas. Os senósidos e os glucósidos de antraquinona contêm um grupo aglicona (glicosídeo). Encontram-se nas vagens e nas folhas de senna, no hizoma do ruibarbo, na borragem, na cascara e, nomeadamente, no aloés. A utilização prolongada para além de oito semanas, ou o abuso, conduz ao melanismo do cólon, devido à libertação de lipofuscina (presente nos histiócitos e nos mastócitos) no cólon.

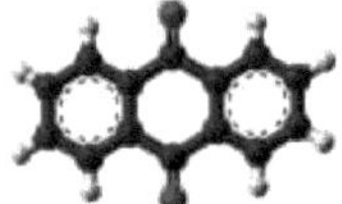

Estrutura da molécula de antraquinona

anti-helmíntico. Xarope vermífugo. Absinto Artemisia absinthium. Eis algumas plantas que se alimentam de vermes: espinheiro-marítimo Hippophae rhamnoide; absinto Artemisia vulgaris; aurona Artemisia abrotanum; erva-da-noite Mirabilis jalapa; capuchinha Tropaeolum majus; funcho-do-mar Crithmum maritimum; zimbro Juniperus oxycedrus. O mesmo se aplica ao alho e às sementes de abóbora. Estas últimas contêm um aminoácido chamado cucurbitacina. Outros remédios incluem infusões de tomilho seco e decocções condimentadas de canela, tinturas de casca de noz preta, cravinho fresco em pó e folhas de absinto.

Antibiótico: Do grego άντί, anti (contra, oposto a) e βιος, bios (vida, existência). É a substância natural ou sintética que destrói ou bloqueia o crescimento de bactérias. No primeiro caso, é designada por antibiótico bactericida e, no segundo caso, por antibiótico bacteriostático. Quando a substância é utilizada externamente para matar as bactérias por contacto, é designada por anti-sético e não por antibiótico. Os primeiros antibióticos isolados (penicilinas) eram substâncias naturais produzidas por uma levedura do género Penicillium.

anticanceroso: Do grego Άντί (contra) e cancro, que vem do sânscrito "karkata", que significa caranguejo, lagostim, ou o signo zodiacal de cancro, do qual derivaria o grego antigo καρκίνος karkinos e depois o latim cancro. Todos os remédios e medidas terapêuticas utilizados para combater o cancro são conhecidos como tratamentos anticancerígenos. Os principais tipos de tratamento do cancro são: cirurgia, quimioterapia, terapias específicas, radioterapia, terapia hormonal e imunoterapia. Todos estes tratamentos têm por objetivo eliminar as células cancerosas. Actuam localmente, ou seja, apenas sobre as células cancerosas de um órgão afetado, ou sistemicamente, ou seja, sobre todas as células cancerosas do organismo. As terapias dirigidas são selectivas e atacam um alvo específico na célula cancerosa. A cirurgia e a radioterapia são tratamentos locais, enquanto a quimioterapia e a terapia hormonal são tratamentos gerais. [97]Estes tratamentos podem ser combinados em maior ou menor grau . Para lutar contra o cancro, é necessário consumir as seguintes plantas: curcuma, ginseng, ginko, aloé; plantas da família das crucíferas, como os brócolos, os rabanetes, as couves-de-bruxelas e outras crucíferas que contêm isotiocianatos (ITC), que constituem uma defesa contra o aparecimento do cancro. Actuam ligando-se a elementos cancerígenos, limitando o desenvolvimento da Helicobacter pilori e reduzindo a inflamação crónica do estômago, que gera frequentemente tumores. Vários estudos epidemiológicos demonstraram os benefícios da curcuma, que destrói as células cancerígenas e, para além da sua ação antioxidante e anti-inflamatória, bloqueia a formação de novos vasos sanguíneos que se desenvolvem para alimentar os tumores e provocar assim a sua morte; do ginseng vermelho, que, no caso do cancro da mama, limita a propagação das células cancerígenas como medida preventiva ou como complemento de um tratamento anti-cancro; e do aloé arborescens, que reduz o número de células cancerígenas no fígado. Pensa-se também que pode prevenir este tipo de cancro graças à sua capacidade de inibir o desenvolvimento das células cancerosas; o gingko bilola reduz as células cancerosas graças às suas propriedades anti-angiogénicas e, tal como a curcuma, bloqueia a formação de novos vasos sanguíneos, impedindo assim o desenvolvimento de tumores; a espirulina, uma microalga, contém ficocianina, que atrasa o desenvolvimento das células cancerosas; o chá verde contém polifenóis: O chá verde contém polifenóis, poderosos antioxidantes e tem um efeito anti-inflamatório. [98]Acima de tudo, tem um efeito preventivo, nomeadamente contra o cancro do pulmão.

antidiarreico: Ἀντί (contra), e Διάρροια, de δια (através), e ρείν (afundar). Em farmacologia, é o medicamento para combater a diarreia, aliviando os seus sintomas, mas também reduzindo o risco de desidratação. Pode ser acompanhado de um tratamento dirigido à causa da diarreia, como no caso da

---

[97] "Cancro: os diferentes tipos de tratamento", consultado em 18/06/2023 (https://www.roche.fr/fr/patients/info-patients-cancer/traitement-cancer/traitements-cancer.html) 13.

[98] "Conselhos de saúde. Les plantes qui luttent contre les cancers", MeSoigner.fr, Acedido em 18/06 (2023) 1-2 (https://www.mesoigner.fr/conseils/590-les-plantes-qui-luttent-contre-les-cancers).

diarreia infecciosa. Os doentes devem beber muita água, adicionar muito sal à sua alimentação e utilizar soluções de reidratação oral (SRO). Os produtos vegetais incluem arroz, batatas bem cozidas, massas e, de um modo geral, tudo o que seja rico em amido; camomila romana, polpa de pão de macaco e uma decocção do fruto do baobá africano (Adansonia digitata).

anti-helmíntico: Ἀντί (contra) e ελμινς (verme). Por vezes designado por anti-helmíntico ou vermífugo, é uma classe de medicamentos antiparasitários que combatem a helmintose, ou seja, a destruição de helmintos (em seres humanos, animais ou plantas), mas na verdade refere-se mais frequentemente a medicamentos antiparasitários que visam nemátodos e trematódos (Platyhelminthes) susceptíveis de parasitar as redes sanguínea e linfática, tecidos conjuntivos ou órgãos ocos (cavidades urogenitais, pulmões. Entre os exemplos contam-se o Syngamus trachea, um parasita hematófago dos pulmões das aves), bem como todos os parasitas intestinais, como as lombrigas (vermes, lombrigas no homem), ancilóstomos, enguias e ténias.

antipirético: Do grego antigo πυρετικός , puretikós (de febre, febril); derivado de Ἀντί, anti- (contra) e πυρετός , puretos (febre). Os antipiréticos ou febrífugos são princípios activos utilizados para combater os estados febris e certos síndromes inflamatórios agudos. A sua principal utilização consiste em combater a hipertermia (aumento da temperatura corporal) associada à febre.

antirreumático: Do grego ἀντί anti (oposto a) e ρευματίζω rheumatizô (ter um resfriado, reumatismo). É uma substância utilizada para combater as doenças reumáticas.

antiescorbútico: Do grego Ἀντί, anti (contra), e do latim médico scorbutus criado provavelmente com base no neerlandês médio scôrbut, scheurbuik emprestado do sueco antigo skörbjug (antigo normando skyrbjúr composto de skyr (leite coalhado, queijo) e bjúr (edema) que era atribuído ao consumo pesado de leite coalhado. Planta ou remédio que combate ou previne o escorbuto, doença causada pela carência de vitamina C (ácido ascórbico) que, nas suas formas mais graves, provoca o afrouxamento dos dentes e gengivas purulentas, hemorragias e, por fim, o escorbuto: fumeiro, malte de cevada, batata, bagas de groselha, menianto, azeda, rábano, limão, mostarda preta, oxalis, rúcula, cochonilha, nabo, salsa, tramazeira, agrião, diversas laranjas, casca de choupo e couve.

anti-sético: Do grego Ἀντί, anti- (contra, oposto a) do radical latino septicus que remete para o grego σκεπτικός, skeptikós (que apodrece; diz-se daquilo que produz putrefação ou infeção), de σηψις, sépsis (putrefação). Refere-se a um produto ou reagente que destrói bactérias, fungos ou vírus, ou se opõe à sua multiplicação, tratando ou prevenindo assim as infecções ou a putrefação. Em farmacologia, é o produto utilizado nas superfícies externas do corpo, que destrói os microrganismos.

antitumoral: Do grego Ἀντί (contra) e do latim tumor (inchaço, inchaço, inchação), do verbo tumere (estar inchado, inchado). O termo antitumoral é utilizado para descrever todas as medidas e remédios contra os tumores. Um tumor é uma protuberância de tamanho variável causada por uma multiplicação excessiva de células normais (tumor benigno) ou de células anormais (tumor maligno). Os tumores benignos (por exemplo, pintas, verrugas) desenvolvem-se localmente sem afetar os tecidos vizinhos. Os tumores malignos (cancro) tendem a invadir os tecidos vizinhos e a migrar para outras partes do corpo, produzindo metástases. Quando um tumor é maligno, invade os órgãos e destrói-os. Através dos vasos sanguíneos e linfáticos, tenta espalhar-se e desenvolver-se por todo o corpo, formando tumores secundários conhecidos como metástases. É o que se chama cancro. Eis alguns exemplos de plantas antitumorais: as crucíferas, o ginseng vermelho, o aloé arborescens e o ginkgo biloba. A vitamina E, que mata de fome as células cancerosas da mama, é a campeã de todos os tempos. Encontramo-la no óleo de gérmen de trigo, no chá, na curcuma, na alfazema, nos citrinos, nas couves (Brassica), nas uvas vermelhas, no alho, na soja, nos frutos silvestres (sobretudo nos morangos), na salsa e nas alcachofras. [99]E para matar as células cancerígenas, coma alho, algas, brócolos, café, cogumelos, chocolate preto, curcuma, framboesas, sementes de linhaça e romã.

[100]*ápice*: é um acrónimo, originalmente uma palavra latina que significa ápice ou ponto. O adjetivo correspondente, apical, descreve o que está no topo ou perto do topo ou de uma extremidade. Em botânica, o ápice da planta é a extremidade de um caule, raiz, folha ou talo. As células dividem-se, alongam-se e asseguram o crescimento em comprimento dos caules aéreos e subterrâneos: o ápice do caule e o ápice da raiz, respetivamente. O ápice mais elevado é designado por

[99] O Anne-Sohie, "10 aliments anti-cancer à privilégier", Radis 06/09 (2021) 1-2.

[100] APEX é um acrónimo. O substantivo comum apex (plural invariável), originalmente uma palavra latina (plural apices), significa "vértice" ou "ponto". O adjetivo correspondente, apical, descreve o que está no topo ou perto do topo ou de uma extremidade. Em anatomia, é a ponta ou o ápice de um órgão em forma de cone. O ápice é o termo botânico que designa a extremidade de um órgão, neste caso a folha. Por outras palavras, é o ápice da folha. Ápice agudo: Folha em que o ápice da lâmina forma um ângulo agudo. Ápice obtuso: Folha em que o ápice da lâmina forma um ângulo obtuso.

"zona apical". O ápice é uma zona ativa para a expressão dos genes.

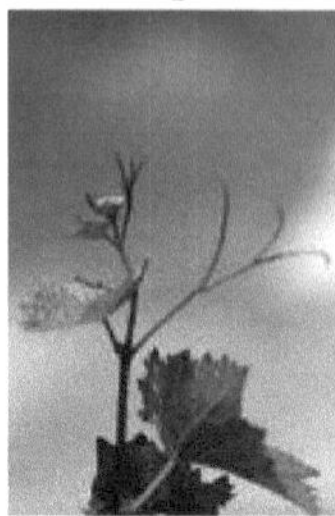

Ápice do caule com videiras.

O ápice caulinar situa-se na extremidade do caule de uma planta (apical) ou nos nós do caule (axial). É fácil de identificar porque é aqui que se produzem as novas folhas. Estas são a fonte de auxina, uma hormona que inibe o desenvolvimento dos botões inferiores.

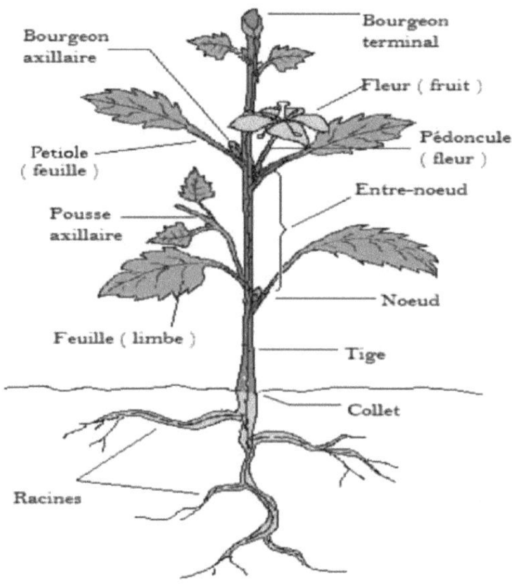

Os ápices radiculares estão localizados na extremidade da raiz principal, ou raízes adventícias, e são a fonte da hormona estimulante citocinina. O ápice de uma planta é constituído pelas seguintes partes (aqui dispostas da parte inferior da raiz para a parte superior) [101][102]o chapéu, que protege a zona apical das

[101] Divisão e alongamento celular no ápice da raiz: diversidade de respostas ao défice hídrico, tese de doutoramento, François Bizet, 2014.

[102] Florimond A., Pothet A., "Vegetative meristem" em ens-lyon.fr (acedido em 28/06/2023).

agressões externas que podem ser prejudiciais ao crescimento da raiz, mas também serve de guia para a raiz, actuando como um "sensor" de gravidade, resultando num geotropismo positivo; está localizado na ponta da raiz; o centro quiescente, que mantém as células do meristema em divisão; o meristema, que é a zona onde são geradas novas células para aumentar o comprimento da raiz.
Esta divisão das células meristemáticas implica o processo de mitose e, de um modo mais geral, o ciclo celular numa célula eucariótica; a zona de alongamento celular, que corresponde a uma zona onde as células se alongam em resultado de diversos processos (pressão de turgor, ação da auxina nas paredes celulares, etc.).

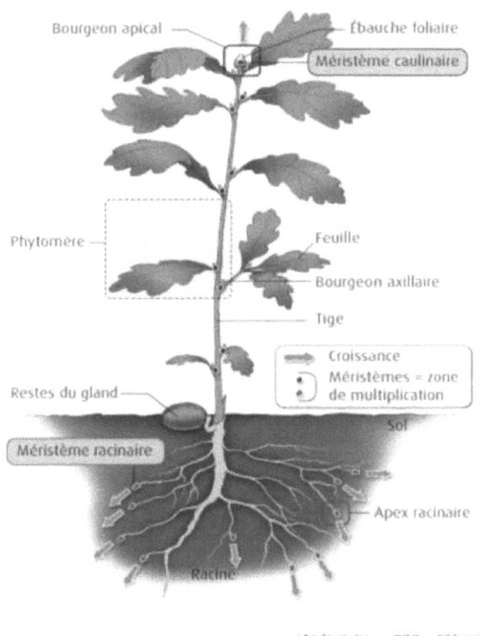

*aphta:*Uma úlcera da boca é uma ulceração dolorosa na boca, geralmente no interior das bochechas, que cicatriza espontaneamente. É precedida por uma sensação de cozedura ou de ardor. Segue-se o aparecimento de uma mancha vermelha dolorosa e, muito rapidamente, de uma ulceração arredondada ou oval, medindo entre 2 e 10 mm, com um fundo amarelado ou acinzentado e um bordo vermelho bem definido. As úlceras bucais surgem na infância e são menos frequentes a partir dos 50 anos. São favorecidas por certos alimentos e pelo cansaço. Não sangram, mas são dolorosas, nomeadamente durante as refeições ou ao escovar os dentes. Uma afta é uma ocorrência única, mas pode haver várias (até 6) num único surto. Na boca, as aftas podem ocorrer em todas as zonas mucosas e móveis da boca: nos bordos, na parte inferior ou na ponta da língua, no interior dos lábios e das bochechas, no pavimento da boca (debaixo da língua). As gengivas ligadas ao osso, o palato duro e o lado seco dos lábios são poupados às aftas. As úlceras bucais não são contagiosas, exceto em caso de infeção. Podem ocorrer vários surtos de aftas por ano. É a chamada aftose recorrente. As aftas podem ser miliares quando são constituídas por um grande número de aftas (50 a 100) de tamanho muito pequeno, inferior a um milímetro. As aftas gigantes, pelo contrário, medem cada uma 1 a 2 cm e podem demorar até um mês a sarar. São diferentes das lesões ulcerativas contagiosas causadas por infecções: herpes primário, varicela, síndrome mão-pé-boca, infeção primária pelo VIH. As ulcerações da mucosa dentária da boca podem ocorrer em caso de cuidados dentários deficientes: dentes ou materiais dentários cortantes; feridas da mucosa associadas ao uso de aparelhos ortopédicos dento-faciais ou de próteses dentárias; traumatismos dentários. Certos factores parecem contribuir para o aparecimento de úlceras na boca: o stress e a fadiga; certos alimentos: frutos secos, amendoins, queijo Gruyère, morangos, tomates, etc.; certos medicamentos: anti-inflamatórios não esteróides, beta-bloqueadores (medicamentos para o coração), bifosfonatos (medicamentos utilizados no tratamento da osteoporose), medicamentos para o tratamento do cancro; o período menstrual de algumas mulheres.

apoptose: do grego antigo άπόπτωσις, apóptôsis; de apo, apo (longe) e ptosis, (queda). Refere-se ao fenómeno da morte celular natural. É o processo pelo qual as células desencadeiam a sua autodestruição em resposta a um sinal. É uma das vias possíveis de morte celular fisiológica, geneticamente programada e necessária ao desenvolvimento e à sobrevivência dos organismos multicelulares. O seu equilíbrio com a proliferação celular permite a homeostasia dos tecidos. Ao contrário da necrose, não provoca inflamação: as membranas plasmáticas não são destruídas, pelo menos inicialmente, e a célula emite sinais (nomeadamente, expõe a fosfatidilserina, um fosfolípido que se encontra normalmente no seu folheto interno, no folheto externo da sua membrana plasmática) que lhe permitem ser fagocitada pelos glóbulos brancos, nomeadamente os macrófagos.

apirexia: απυρεξια, do gre α- privativo (sem), do grego antigo πυρεσσειν, puressein (ter febre), do grego antigo πυρ (fogo, febre). É a ausência de febre ou a ausência de um aumento da temperatura corporal normal (cerca de 37°C). Quando enumeramos os sintomas de um doente, dizemos, consoante o caso, que ele está febril ou apirético. Quando a febre do doente baixa, este torna-se apirético. Um medicamento antipirético é um produto que, tal como o

paracetamol, combate a febre, ou seja, consegue a apirexia.
Asma: do grego άσθμα, ásthma, através do latim asthma (respiração difícil). É uma doença do sistema respiratório que afecta as vias aéreas inferiores e, em particular, os bronquíolos, definida como um desconforto respiratório na expiração. É uma doença respiratória caracterizada essencialmente por uma respiração difícil acompanhada de um ruído sibilante e por crises de sufocação intensa.

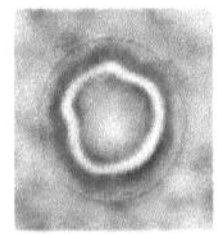 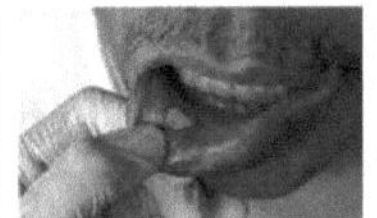 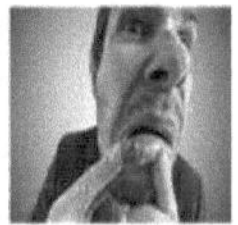 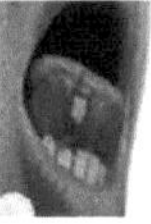 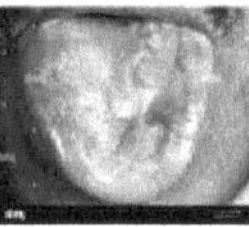

Baga: Uma baga é um fruto carnudo que contém uma ou mais sementes chamadas grainhas, mas que não pode ser aberto: diz-se, portanto, que a baga é indeiscente. As bagas incluem as groselhas negras, as groselhas vermelhas, as uvas, os mirtilos, os arandos, as framboesas, as cerejas negras, as amoras brancas, as amoras pretas, os morangos silvestres, os arandos, as groselhas, os tomates e os kiwis. Se a parede do ovário for fina e tiver pouca humidade à volta da semente, o fruto é seco. Se, pelo contrário, a parede do ovário é suculenta (cheia de água, açúcares, pigmentos e outras substâncias), diz-se que o fruto é "carnudo": baga ou drupa.

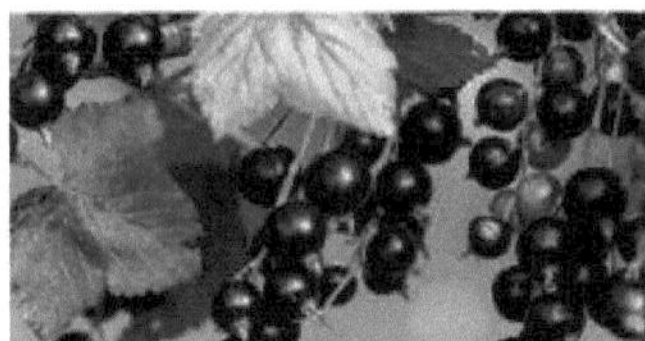 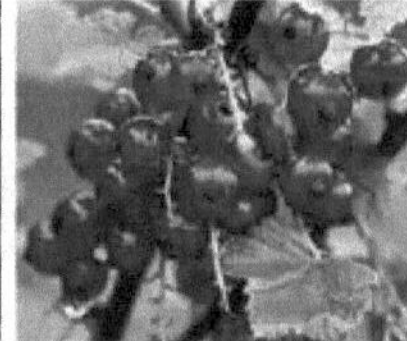 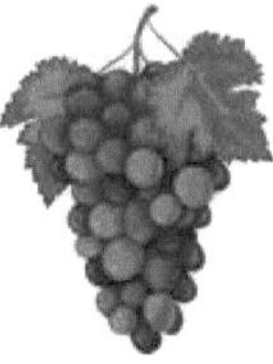

Baie de cassis ***de groseille*** ***de raisin***

Groselha preta groselha uva baga

brède: Do latim blitum, grego antigo βλίτον, blíton, através do português bredo (folha, erva em francês regional (como em Madagáscar). Em botânica, é uma folha que é comestível depois de cozida e é usada na África Oriental em guisados. Os brèdes são também ervas ou legumes verdes cozinhados al dente, muitas vezes com alho, gengibre e cebola. Trata-se de uma variedade de legumes de folha cozinhados principalmente nas ilhas Mascarenhas, nas Seicheles e em Madagáscar.
calciferol: Do grego χάλιξ, khálix, genitivo χάλικος, khálikos, pequena pedra, seixo, calcário, cal, do latim calx, genitivo calcis, pequena pedra, seixo usado para jogar, cal, do latim ferre suportar, suportar, apresentar, levar, relatar, contar, alardear, obter, levar embora, produzir, pôr em movimento, dirigir, conduzir,

sufixo - ol função do álcool. Esta é a vitamina D, que ajuda a fixar o cálcio. Os níveis insuficientes provocam raquitismo (uma doença do crescimento ósseo), enquanto os níveis excessivos provocam diarreia e ossificação excessiva. Existem duas moléculas aceites como vitamina D nutricional: a vitamina D2 (ergocalciferol) e a vitamina D3 (colecalciferol).

cancro: Esta palavra vem do sânscrito karkata, que significa caranguejo, lagostim, ou do signo zodiacal de cancro, do qual derivaria o grego antigo καρκίνος, karkinos e depois o latim cancer. O cancro é uma doença causada pela transformação de células que se tornam anormais e proliferam excessivamente. Estas células desreguladas acabam por formar uma massa a que se dá o nome de tumor maligno. As células cancerosas têm tendência a invadir os tecidos vizinhos e a separar-se do tumor. Em seguida, migram através dos vasos sanguíneos e dos vasos linfáticos para formar outro tumor (metástases).

carminativo: Do latim carminare (cardar lã), transformado em latim medieval em carminativus (dispersar por raspagem), portanto purificar, limpar por eliminação. Um alimento carminativo é aquele que favorece a expulsão dos gases intestinais, reduzindo a sua produção. As plantas carminativas incluem o gengibre, o alho, a hortelã-pimenta, o funcho, o endro perfumado, o anis verde, o manjericão, o cardamomo, o cerefólio, os coentros, o estragão, o hissopo, a manjerona, a noz-moscada, a cebola, a segurelha, a salva, o tomilho, a angélica selvagem e o anis estrelado. A medicina herbal combina plantas coleréticas e colagogas (respetivamente: que favorecem a produção de bílis pelo fígado; que favorecem a excreção da bílis) com plantas carminativas para aliviar as perturbações digestivas, nomeadamente a obstipação.

cataplasma: do latim cataplasma, do grego κατάπλασμα, de κατά, (sobre, contra, de acordo com) e πλάσμα, (aplicação), de πλάσσειν (aplicar, formar). Em herbalismo, um cataplasma é uma preparação de plantas que é suficientemente pastosa para ser aplicada à pele para fins terapêuticos. A planta pode ser moída, picada a quente ou a frio ou misturada com farinha de linhaça para obter a consistência correta. A cataplasma clássica de farinha de linhaça é preparada com água misturada com farinha de linhaça fria. Cozinhar em lume brando, mexendo sempre até obter a consistência desejada. Também se pode preparar uma cataplasma de argila verde a partir de pó diluído em água, que se aplica numa camada sobre a zona a tratar antes de a envolver com um pano húmido ou uma ligadura. A cataplasma deve atuar como suporte das substâncias que se depositarão na superfície quando for aplicada.

cauterizar: Do latim cauterizare, derivado do grego antigo καυτηριάζω, kautêriázô (marcar com um ferro em brasa). Este é um termo cirúrgico que envolve a aplicação de um ferro em brasa, em partes do corpo. Os instrumentos

utilizados são conhecidos atualmente como cauteres. O objetivo dos cauteres actuais é consumir a decomposição dos ossos, para evitar a vermelhidão que esta doença pode provocar ao progredir. A sua aplicação, ao secar a humidade ou sanite que exsuda dos ossos apodrecidos, provoca uma esfoliação e leva a uma sólida cicatrização da úlcera, com uma boa cicatriz. Os cauteres actuais são aplicados avermelhando a sua extremidade anterior num fogo ardente. A cárie profunda exige uma aplicação de cauteres mais forte do que a cárie superficial, porque, para obter os resultados esperados, é necessário queimar todas as partes sãs, a fim de secar e ressecar os vasos de onde provêm as serosidades roedoras.
cirrose: Do grego antigo κιρρός, kirrhós (vermelho) devido à produção granulosa, amarelo-avermelhada causada pela doença, e o sufixo -ose. A cirrose é uma doença grave do fígado que danifica irreversivelmente este órgão digestivo. O consumo de álcool é a principal causa. Pode também ocorrer na sequência de uma hepatite viral crónica, de uma esteatose hepática (fígado gordo não alcoólico) ou de uma doença rara.
Calos: São pequenas zonas espessadas da pele do pé que se dividem em duas partes: um núcleo arredondado, córneo, denso e translúcido, visível sob a pele do pé; uma ponta em forma de cone invertido, que penetra nas camadas profundas da pele, oposta à saliência óssea por baixo do corno. O corno duro é um tipo de corno que tem a particularidade de ser rígido. É de cor amarelada, transparente e mais ou menos maciço, dando frequentemente a impressão de um calhau no sapato. Pode alojar-se debaixo do pé, no calcanhar, na parte da frente do pé, entre os dedos, nas ranhuras das unhas ou mesmo debaixo das unhas. Um calo duro pode sangrar, inflamar ou infetar. Os calos moles são flexíveis. Encontram-se geralmente em zonas onde há muita maceração, por exemplo entre os dedos dos pés. A sua cor pode variar, mas geralmente assume uma tonalidade esbranquiçada. É vulgarmente conhecido como olho de perdiz entre os dedos dos pés. Os calos moles podem sangrar, inflamar-se ou mesmo infetar.

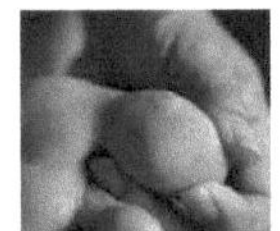
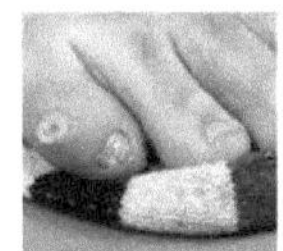
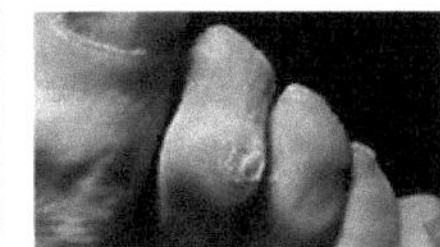
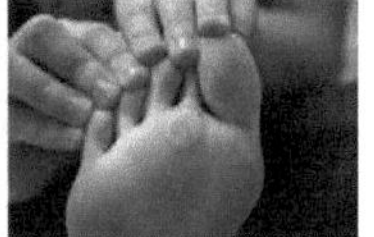

oeil de perdrix

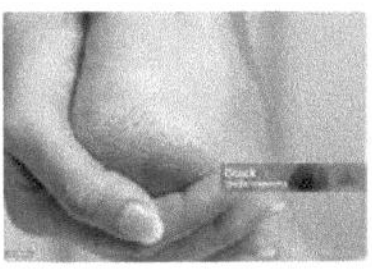

durillon

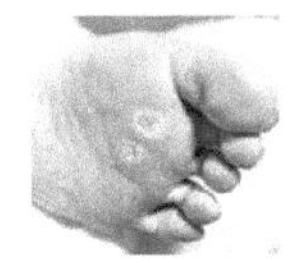

Cors

olho de perdiz
calo
A diferença entre calos, calosidades e olhos de perdiz é a localização da hiperqueratose no pé. Entre os dedos, chama-se *olho de perdiz*. Na parte superior dos dedos, chama-se *calos*. Sob a planta do pé, um *calo*.
decocção: do latim decoctionem, de coquere (cozer). É o processo que consiste em ferver uma substância medicinal, geralmente uma planta, num líquido, a fim de extrair o seu princípio ativo. É também uma composição medicinal obtida por ebulição de substâncias vegetais ou animais em água ou noutro líquido. [103]Exemplo: decocção de plantas, raízes; decocção de erva-cidreira, cinchona; decocção de aperitivo, branco, emoliente; decocção de [104][105][106][107][108][109][110]Abrus pecatorius, Cajanus Cajan , Canavalia basiliensis, Crotalaria retusa , Dalbelgia monetaria , Dalbergia riedelit, Desmodium axillare , Dioclea guanensis, Dioclea virgata, Dipteryx odorata , Dipteryx punctata .
Dípteros: Do latim *dipteros*, emprestado do grego antigo δίπτερος, dipteros (tendo duas asas) por extensão "com duas fileiras de colunas", composto de δι- , de δίς (dis) "duas vezes" e πτερόν, pteron (asa). É uma ordem da classe dos insectos. É uma das ordens dominantes em termos de número de espécies. Existem mais de 150.000 espécies de moscas. Este grupo inclui espécies conhecidas pelos nomes vernáculos de moscas, moscas-das-rochas, mosquitos, mutucas, mosquitos, etc.

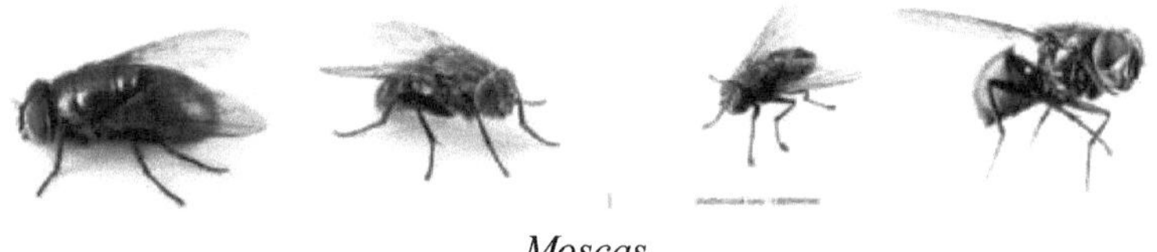

Moscas

---

[103] Pierre Grenand et al. Papilionaceae à Rutaceae " Pharmacopées Traditionnelles en Guyanne, (Marselha 2004) p. 520-609.
[104] Nome crioulo: ti panacoco.
[105] Nomes crioulos: pois d'angole, pois d'Angola, pois en gaules, crioulo das Índias Ocidentais: pois congo.
[106] Nomes crioulos: graine chacha [grenn-chacha] (guianense), tchak tchak [grenn-tjaktjak] (sainte- lucien), sonnette (indiano ocidental).
[107] Nomes crioulos: soumaké, véronique.
[108] Nome crioulo: radié cousin.
[109] Denominações francesas: faux gaïac (árvore, mas sobretudo madeira), fève tonka (fruto).
[110] Nome francês: fève tonka.

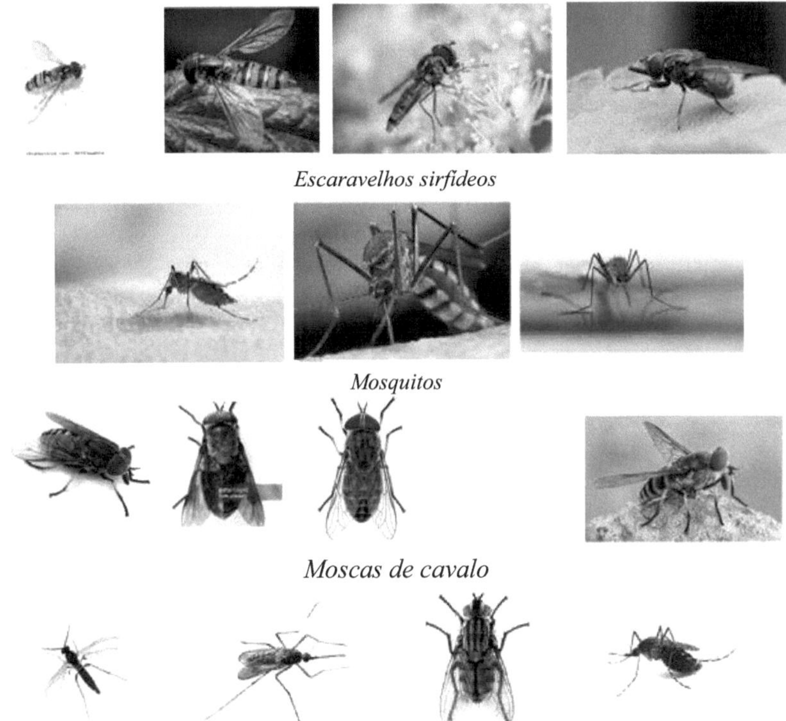

Escaravelhos sirfídeos

Mosquitos

Moscas de cavalo

Mosquitos

Cerca de cinquenta destas famílias são importantes devido ao seu papel na transmissão de parasitas ou agentes patogénicos aos seres humanos ou aos animais (Culicidae), Simulidae, Glossinidae, Phlebotominae, Ceratopogonidae, Huttonidae) de miasmas (Calliphoridae...) ou como pragas das culturas (Cecidomyiidae, Agromyziadae (cigarrinhas), Tephritidae (moscas da fruta), Psilidae...) ou, pelo contrário, como benéficos para as culturas (Syrphidae em parte, Tachinidae...).
diurético: Do baixo latim diureticus, do grego antigo διουρητικός, de δια, dia (através) e ούρείν, ouréin (mijar). Diz-se de um medicamento, remédio, alimento, ação, bebida, planta, pó, chá de ervas que promove ou estimula a excreção urinária. Exemplos: folhas de groselha tomadas como chá; sumo de uva que ainda não fermentou; vinho novo que aquece; vinho branco doce. [111]Outras plantas: dente-de-leão (Taraxacum officinale), espinheiro-alvar, cavalinha, zimbro, salsa, hibisco, orthosiphon, bétula, vidoeiro, alfinete vermelho, urtiga .

[111] Marie-Céline Ray, "10 plantas diuréticas", La Nutrition. Bom para manger, bom para saber 19/11 (2020) 1-2.

drupa: do latim drupa (oliva), azeitona madura, ele próprio do grego δρύππα / drúppa, azeitona madura demais). É um fruto de caroço carnudo, como a cereja, o alperce e a azeitona. A drupa nasce de um pistilo com um único carpelo, do tipo "infere" não aderente. No caso de flores com vários carpelos livres, o resultado é uma drupa múltipla, ou polidrupa, como a amora ou a framboesa. A drupa é geralmente indeiscente (a deiscência não é necessária no caso de um fruto carnudo cuja polpa se decompõe rapidamente, libertando o caroço). A drupa caracteriza-se por um pericarpo constituído por uma parte carnosa (o mesocarpo, chamado sarcocarpo, coberto pelo epicarpo membranoso), suculenta ou fibrosa (por exemplo, o mesocarpo do coco), e uma parte esclerotizada, ou seja, dura (o endocarpo, chamado esclerocarpo, que forma o caroço). Alguns frutos, constituídos por várias pequenas drupas ou "drupeletes" aglomeradas entre si, são polidrupos. É o caso das framboesas e das amoras. No caso dos frutos do género Rubus (framboesas, amoras), o fruto nasce de uma única flor cujo pistilo é formado por vários carpelos livres. Por outro lado, as amoras, que são muito semelhantes às amoras silvestres, são produzidas a partir de inflorescências compactas do género catkin, sendo cada drupeola produzida a partir de uma flor diferente.

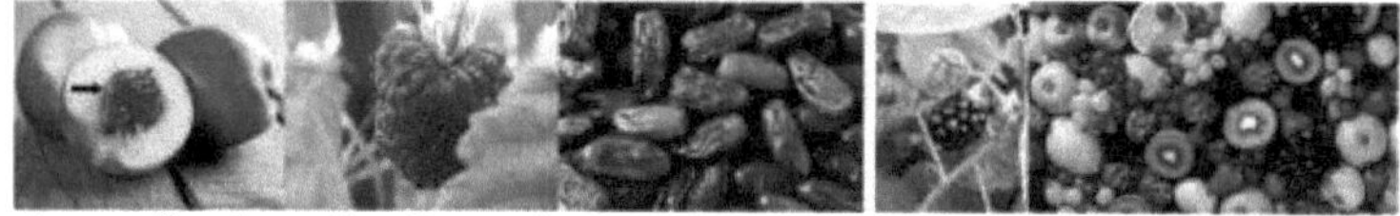

Drupa de maçã/framboesa/data Drupa de amora-preta Polidrupa de frutos

dismenorreia: Do grego antigo δυσ-, dus- (que exprime uma ideia de dificuldade, mau estado), μήν, mèn (mês) e ρέω, rheo (fluir). A algomenorreia (do grego άλγος, algos dor) é por vezes referida como menstruação dolorosa. Refere-se à dificuldade do fluxo menstrual. Estas dores precedem ou acompanham a menstruação e podem ser acompanhadas de diarreia, vómitos, tonturas e dores de cabeça.

dispepsia: Do latim dyspepsia, emprestado do grego antigo δυσπεψία , dyspepsia (indigestão), composto pelo prefixo δυσ-, dys- e πέψη, pepsè (digestão). A dispepsia corresponde a um conjunto de sintomas de dor ou desconforto na zona epigástrica (abdómen superior) com origem no estômago ou em estruturas próximas.

Emmenagogo: Do grego antigo έμμηνα, emmena (menstrual); derivado de μήν, mèn (mês) e άγογός agogos (condutor). As plantas medicinais que estimulam o fluxo sanguíneo na região pélvica e no útero e podem tratar a dismenorreia ou a amenorreia são chamadas emmenagogas. Plantas como o mil-folhas (Achillea millefolium), o absinto (Artemisia absinthium), a artemísia (Artemisia vulgaris),

a salsa (Petroselinum crispum), a angélica (Angelica archangelica), a noz-moscada (Myristica fragrans) e o gengibre (Zingiber) são utilizadas pelas mulheres para estimular o início da menstruação.
enterite: Do grego εντερον, enteron (intestino) e -ῖτις , -îtis (inflamação). É a inflamação da membrana mucosa do intestino delgado. Pode ser aguda, crónica, coleriforme, infecciosa, tuberculosa.
Epilepsia: grego ἐπιληψία, epilepsia de ἐπί, epi (sobre), e λαμβάνειν, Iambanein (tomar). É o distúrbio do sistema nervoso caracterizado por crises repetidas que envolvem o início súbito de convulsões ou que resultam em várias manifestações súbitas e transitórias. É generalizada, quando a perda de consciência se junta a convulsões que afectam todos os músculos do corpo. É parcial ou focal, quando apenas um grupo de músculos é afetado, pelo menos no início da crise. A epilepsia temporal é aquela que é acompanhada de várias perturbações da linguagem, da visão ou da audição. O "Haut mal" ou "grand mal" é uma forma clássica de epilepsia generalizada. O "pequeno mal" refere-se a formas menores de epilepsia, caracterizadas, por exemplo, por uma breve perda de consciência.
febrífugo: Do latim febris (febre) com o sufixo -fuge, do verbo fugare, (fazer fugir). Refere-se a qualquer medicamento utilizado diretamente para fazer cessar a febre ou para destruir as suas causas e efeitos. Não se trata de uma doença em si, mas de um sintoma ou manifestação clínica de uma infeção ou doença subjacente. Para reconhecer os sintomas sem um termómetro, eis alguns sinais: tremores ou suores, temperatura elevada, pulso rápido, perda de apetite, dores musculares, cansaço, mal-estar geral e dores de cabeça, confusão, desconforto com a luz e certos cheiros, falta de apetite. [112]Uma febre ligeira, ou estado febril, ocorre quando a temperatura corporal se situa entre 37,8°C e 37,9°C . Quando a temperatura é extremamente elevada, superior a 41,5°C, a situação designa-se por hiperpirexia. [113]Eis algumas plantas febrífugas: salgueiro branco, meadowsweet, cornichão e sabugueiro preto, cânhamo de água (Lycopus Europaeus), colmo (Centaurea calcitrapa), cloreta (Blackstonia perfoliata), genciana (Gentianella campestris), germandro amarelo (Teucrim flavium), germandro liso (Teucrim lucidum) .
febre (pirexia): Do latim febris (febre). A febre é causada por substâncias pirogénicas libertadas por células ou germes durante estados de inflamação. Pensa-se que a febre é um sistema de defesa destinado a inibir o crescimento

[112] Sarah Adida, "Febre: o que é? Quando se deve preocupar", Passeport Santé 28/12 (2022) 1-2.
[113] "Plantas com propriedades: febrífuga", Génial Végétal, consultado em 26/06/2023. (https://www.genialvegetal.net/+-Plantes-propriete-febrifuge-+) p. 1-3.

bacteriano. Os pirogénios actuam no centro de termorregulação, deslocando o ponto de equilíbrio térmico para cima: o corpo é percebido como demasiado frio, o que ativa a termogénese (tremores musculares, vasoconstrição). Quando a febre baixa, o ponto de equilíbrio volta ao normal e o corpo está demasiado quente, o que desencadeia a termólise (vasodilatação, sudação). A febre é muitas vezes o resultado de uma infeção viral, geralmente benigna (faringite estreptocócica, nasofaringite, doenças infantis, bronquite). Outras causas infecciosas incluem: infecções bacterianas, que podem afetar todos os órgãos: sistema nervoso, boca e vias respiratórias, aparelho digestivo, aparelho urinário, pele, etc. Infecções parasitárias (malária no regresso de uma viagem), infecções fúngicas (cogumelos) em pessoas imunocomprometidas. As causas não infecciosas incluem: causas vasculares como a doença venosa trombo-embólica (flebite, embolia pulmonar) e ataques cardíacos; certas doenças inflamatórias: lúpus eritematoso, artrite reumatoide, doença inflamatória crónica do intestino; cancro, hipertiroidismo, certas reacções alérgicas e vacinas.

fricção: Do latim frictio (ação de esfregar). Trata-se de uma fricção rápida, enérgica e repetida de uma parte do corpo, seca ou não, com as mãos, uma escova ou uma pá, com objectivos terapêuticos (para facilitar a absorção de um medicamento pela pele ou para aumentar a circulação local, para aliviar uma dor, etc.).

[114][115][116][117]*flavonoide:* De flavedo, derivado do latim flavus, (amarelo) e do sufixo grego εἴδης-eidês (marcando parentesco, semelhança, aparência) , usado em medicina para descrever iterícia e a aparência amarela em geral antes de se referir à camada externa da casca de laranja ou casca de limão . Os flavonóides (ou bioflavonóides) são metabolitos secundários das plantas vasculares, todos com a mesma estrutura de base formada por dois anéis aromáticos ligados por três carbonos: C6-C3-C6, uma cadeia frequentemente fechada para formar um heterociclo oxigenado hexagonal ou pentagonal. São verdadeiras fontes alimentares com flavonas: a naringina, a naringenina, a hesperetina, o eriodictiol, o galato de epigalocatequina encontram-se principalmente na couve, na banana, no kiwi, no alho, na azeitona, na cebola, nas sementes germinadas e

[114] K. Ghedira, "Flavonóides: estrutura, propriedades biológicas, papel profilático e utilizações terapêuticas", Phytotherapie, vol. 3 4 (2005) p. 162, (DOI 10.1007⁄s10298-005-0096-8).

[115] Œuvres complètes de Philippe Aureolus Theophraste Bombast de Hohenheim, dit Paracelse, vol. 2, Bibliothèque Chacornac, (1914) p. 192.

[116] K. Ghedira, "Flavonoids: structure, biological properties, prophylactic role and therapeutic uses", Phytotherapie, vol. 3 4 (2005) p. 162 (DOI 10.1007/s10298-005-0096-8).

[117] Carl von Linné, Hortus Upsaliensis, exhibens plantas exoticas, Laurentii Salvii (1748) p. 236

no limão; com flavonóis: epigalocatequina, epicatequina, catequina, luleotina no chá verde, vinho tinto, uvas, grãos de cacau, alperces, bagas, maçãs; com flavonas : nobiletina, diosmina, apigenina, wogonina no kiwi, chá verde, orégãos, espinafres, alface, brócolos, melancia, ervilhas, flor de camomila, laranja, uvas, abóbora, grão-de-bico, arroz integral, alecrim. Para a nobelitina, ver shikuwasa; com flavonóis: Morina, galangina, kaempferol, malvidina nas ervilhas, grainhas de uva, maçãs, citrinos, soja, cebolas, pepinos, morangos, tomates; com antocianinas: Cianidina, hirsutidina, pelargonidina, genisteína em bagas vermelhas, roxas e azuis, uvas vermelhas, romãs, maçãs vermelhas, alperces, feijões pretos, couves vermelhas, cenouras roxas, beringelas, batatas coloridas, cebolas vermelhas, rabanetes vermelhos ou roxos, cereais coloridos; com isoflavonas: Gliciteína, equol, daidzeína, em soja, preparações à base de soja, leguminosas, salsa, tofu, favas, trevo vermelho.

São, nomeadamente, pigmentos que participam na coloração das pétalas e dos pericarpos, dando origem a uma gama de cores que vai do marfim ao creme (flavonas e flavonóis), do amarelo ao laranja (chalconas e auronas) e do vermelho ao azul (antocianinas). [118]São também moléculas de fotoprotecção interna e externa e desempenham outras funções. [119]Logo que "emergiram da água", as plantas abandonaram a via metabólica dos aminoácidos análogos à micosporina e desenvolveram um metabolismo fenólico, mais especificamente o dos flavonóides, que constitui uma parte importante da estratégia vegetal para combater os stresses bióticos e abióticos (exposição aos raios UV ou ao frio, feridas, carência de nutrientes, defesa das plantas contra herbívoros e agentes patogénicos, etc.). Os flavonóides estão naturalmente presentes em muitas plantas, como a passiflora, a beringela, o meadowsweet, a erva de São João, a groselha preta, o ginkgo biloba, o chá, o cacau, a videira vermelha, a hamamélis, o castanheiro da Índia, a cavalinha e a erva de São João.

Nas aplicações terapêuticas, os flavonóides têm a capacidade de neutralizar os radicais livres que provocam o stress oxidativo, danificam as nossas células e aceleram o envelhecimento. A isto juntam-se os seus efeitos antioxidantes, que ajudam o nosso organismo a combater as moléculas potencialmente perigosas. Os benefícios dos flavonóides, também conhecidos como *vitamina P*, incluem efeitos anti-inflamatórios, imunoestimulantes e antioxidantes. Reforçam consideravelmente todos os vasos sanguíneos, melhorando a circulação. O

[118]D. H. Barker et als, "Fotoprotecção interna e externa no desenvolvimento de folhas da planta CAM Cotyledon orbiculata", Plant, Cell & Environnement, vol. 20 5 (1997) pp. 617-624 (DOI 10.1111/j.1365- 3040.1997.00078.x).

[119] DH Barker et als, "Internal and external photoprotection in developing leaves of the CAM plant Cotyledon orbiculata", p. 617-624

picnogenol, derivado da casca do pinheiro das Landes, protege a parede vascular, reforçando-a e preservando a sua resistência. Ao reforçar a parede vascular, o líquido seroso do sangue não "vaza" através da parede vascular, evitando o inchaço devido à acumulação. Em caso de carência de flavonóides, a parede vascular acaba por se degradar até à sua rutura, o que provoca o aparecimento de varizes. Nas mulheres, a ingestão de flavonóides como o picnogenol e a rutina pode corrigir problemas nas pernas que podem ser causados pelas hormonas femininas ou pela utilização da pílula contraceptiva, sendo que as influências hormonais passam de mãe para filha e surgem durante acontecimentos tipicamente femininos como a gravidez e a menopausa. Flavonóides Os flavonóides possuem qualidades que ajudam a regular a vida. Estão presentes na alimentação de certas culturas tradicionais.

A função dos flavonóides nas plantas é dar-lhes uma cor atractiva. São responsáveis pela cor variada das flores e dos frutos. Nas folhas, estes componentes são cada vez mais reconhecidos por estimularem a capacidade de sobrevivência fisiológica da planta, protegendo-a contra as doenças fúngicas e os raios ultravioleta. São produzidos durante a fotossíntese e têm como função principal proteger as folhas dos raios solares nocivos. Antes da queda das folhas, estes corpos são transportados pela seiva descendente e armazenados no tronco e nas raízes (por exemplo, o picnogenol). Esta cor é ainda mais acentuada nas raízes, que são também particularmente ricas em flavonóides. Na primavera, antes da rebentação dos rebentos, a seiva recém-carregada de flavonóides envolve os rebentos, protegendo-os dos raios nocivos, por um lado, e das bactérias e vírus que os poderiam atacar, por outro. Assim que nascem e durante o seu crescimento, os rebentos jovens são envolvidos em seiva, e é nessa altura que as abelhas os vão colher. As folhas jovens, por sua vez, produzem flavonóides durante a fotossíntese, e o processo continua.

A própolis básica, a que se encontra numa colmeia normal, contém cerca de dez flavonóides. Embora isto seja suficiente para as abelhas, não é suficiente para os seres humanos. São necessários nada menos do que 25 flavonóides diferentes para manter a saúde de uma pessoa. As principais qualidades dos flavonóides são: antibacteriana, antissético antivirais e antioxidantes, imunoestimulante, anti-alérgico, anti-canceroso, anti-histamínico, anti-trombótico e tónico vascular. Pode encontrar nas lojas a quercetina, a rutina, o picnogenol, o extrato de grainhas de uva e a polpa de própolis C Lund Aagaard.

fúngico: Do latim *fungus* (fungo) com o sufixo -ique. Uma infeção fúngica é causada por fungos parasitas. A candidíase, causada pelo fungo Candida, é a infeção vaginal mais comum. As infecções fúngicas da pele podem causar vermelhidão, comichão, descamação e inchaço. Outros sintomas incluem tosse, febre, desconforto no peito e dores musculares. Estas infecções ocorrem geralmente após a inalação de esporos de fungos, que podem causar pneumonia como primeiro sinal de infeção. Como os esporos de fungos estão frequentemente presentes no ar ou no solo, as infecções fúngicas começam frequentemente nos pulmões ou na pele. Raramente são graves e evoluem lentamente. Os fungos podem desenvolver-se de duas formas: leveduras: células individuais redondas, bolores: várias células que formam filamentos longos e estreitos chamados hifas. Reproduzem-se através da disseminação de esporos microscópicos que estão frequentemente presentes no ar e no solo e que podem ser inalados ou depositados na superfície de todo o corpo, principalmente na pele. As infecções fúngicas localizadas afectam apenas uma área do corpo, geralmente a pele, os olhos, a vagina ou a boca. As infecções fúngicas sistémicas podem afetar órgãos como os pulmões, os olhos, o fígado, o cérebro e a pele. As infecções fúngicas oportunistas tiram partido de um sistema imunitário enfraquecido. Por esta razão, ocorrem normalmente em pessoas com o sistema imunitário enfraquecido, como as que têm SIDA, ou que tomam medicamentos que suprimem o sistema imunitário. [120]As infecções fúngicas oportunistas encontram-se em todo o mundo: aspergilose, candidíase, micormiose .

Fricção: Do latim frictio (ação de esfregar). Trata-se de uma fricção rápida, enérgica e repetida de uma parte do corpo, seca ou não, com as mãos, uma escova ou uma pá, com objectivos terapêuticos (para facilitar a absorção de um medicamento pela pele ou para aumentar a circulação local, para aliviar uma dor, etc.).

glicémia: Do grego antigo γλυκύς, glukús (macio, doce) e αίμα , haima (sangue). Este é o teor de açúcar no sangue, cujo açúcar é essencialmente representado pela glicose. Num adulto normal, em jejum, a glicose no sangue situa-se entre 0,80 e 1 g/l. A glicose provém dos diferentes ossos fornecidos pela alimentação, das reservas de glicogénio de certos tecidos (fígado, músculo) (por glicogenólise) e de nutrientes orgânicos não hidratos de carbono ou dos seus derivados (por gluconeogénese). É utilizado pelo organismo para cobrir as suas necessidades energéticas ou para ser armazenado sob a forma de glicogénio no músculo ou no fígado (glicogenoformação) e de lípidos.

Hidrato de carbono: Do *grego* antigo γλυκύς, *glukús* (doce) e *eidos* (forma, aparência): Em bioquímica e nutrição, é o tipo de molécula constituída por carbono, hidrogénio e oxigénio, um dos constituintes essenciais dos seres vivos que corresponde às moléculas de açúcar.

Sonjay G. Revankar, "Presentation of fungal infections", *The MERCK Manual* 04 (2021) p. 1-3.

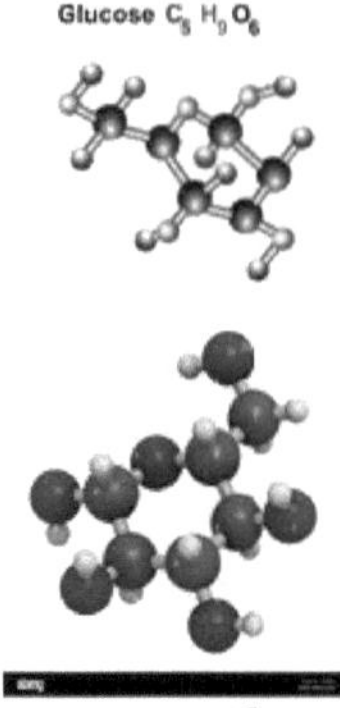

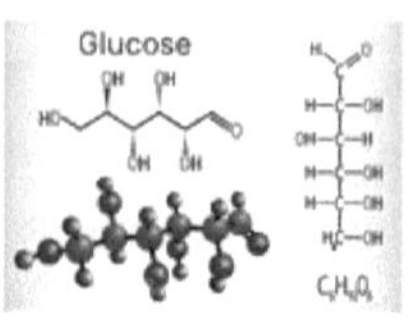

Estrutura química do açúcar glucose (dextose, D-glucose) glucose (beta-D-glucose, açúcar de uva)

Os glúcidos, ou açúcares lentos e rápidos, são os fornecedores preferenciais de energia do organismo, ou seja, são os nutrientes dos quais o organismo retira a sua energia de forma preferencial e rápida. É feita uma distinção entre :
-*monossacáridos*: glucose, frutose (açúcar dos frutos) e galactose (açúcar do leite)
-*dissacáridos*: sacarose (açúcar industrial, constituído por glicose e frutose), lactose (hidrato de carbono presente no leite dos mamíferos)
-*oligossacáridos*: rafinose (composta por uma unidade de galactose, uma unidade de glucose e uma unidade de frutose)
-*polissacáridos,* também designados por hidratos de carbono complexos: amilopectina (amido vegetal), glicogénio (amido animal), inulina (produzida por muitos tipos de plantas). Os polissacáridos são, de facto, açúcares do tipo frutose ligados entre si. Os três primeiros grupos de hidratos de carbono pertencem à família *dos hidratos de carbono simples*, enquanto o último grupo pertence à família *dos hidratos de carbono complexos*.
A sua principal fonte são os vegetais, nos frutos secos, nos frutos frescos, nos cereais, no pão integral, no mel, no açúcar integral e nos tubérculos. Os hidratos de carbono estão também presentes no leite e nos ovos. As gemas de ovo contêm gorduras, proteínas, hidratos de carbono, minerais, vitaminas e água. A água representa 48% da massa total da gema.

GLUCIDES
10 GRAMMES
=
Miel/Confiture
15 g
Yaourt nature
Yaourt au fruits
200 g 70 g
Pain blanc
20 g
Pain complet
25 g
Pommes de terre
70 g
Riz cuit
45 g
Pâtes cuites
40 g
Pommes chips
20 g
Kit Kat/Mars
15 g
Dattes séchées
13 g
Orange
90 g
Raisin
60 g
Fraise
120 g
Pomme/Poire
70 g
Banane
45 g

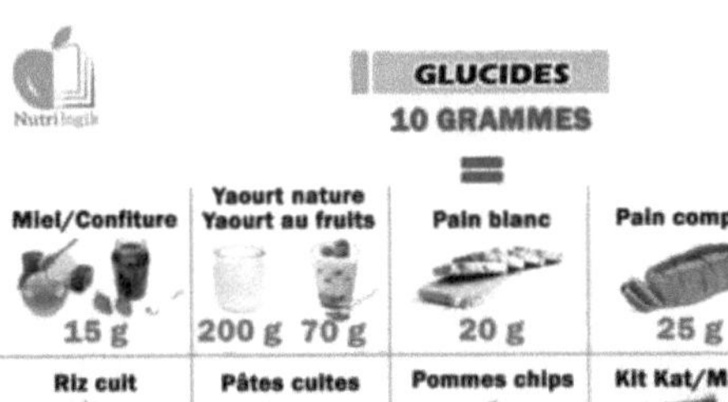

No entanto, é preciso notar que o açúcar, no sentido estrito do termo, pertence à família dos hidratos de carbono, mas nem todos os hidratos de carbono são propriamente açúcares. É uma questão de pertença, não de equivalência. E *os açúcares* não se referem necessariamente a tudo o que tem um sabor doce, mas simplesmente aos hidratos de carbono, que são uma combinação de moléculas de açúcar que não têm necessariamente um sabor doce tal como o conhecemos.

Os hidratos de carbono simples, também conhecidos como "açúcares" nos rótulos dos produtos de consumo, são pequenas moléculas (baixo peso molecular) que têm um sabor doce. Incluem a glucose, a frutose, a lactose, a maltose, a galactose e a sacarose. Os hidratos de carbono simples da fruta encontram-se em quantidades relativamente pequenas e são diferentes dos hidratos de carbono simples dos produtos industriais.

Os hidratos de carbono complexos são moléculas muito grandes (elevado peso molecular) sem sabor doce. Incluem :

-maltodextrinas: combinação de vários hidratos de carbono produzida pela hidrólise do amido de trigo ou de milho.

- fruto-oligossacáridos: compostos por dois açúcares simples, a glicose e a frutose.
- Amido: mistura de dois polissacáridos, a amilose e a amilopectina. Os polissacáridos são hidratos de carbono complexos constituídos por um grande número de açúcares simples ligados entre si por ligações glicosídicas.
- Celulose: polissacárido constituído por numerosas moléculas de glicose, é uma fibra que faz parte da estrutura das plantas.
- Pectinas: um polissacárido ácido presente nas plantas e utilizado como agente gelificante.
- e fibras: polissacáridos amiláceos que não são decompostos pelas enzimas

digestivas. A fibra é, portanto, também um hidrato de carbono complexo, com a diferença de que não é absorvida pelo organismo. Por conseguinte, fornecem poucas ou nenhumas calorias.

Os hidratos de carbono complexos provêm em grande parte dos cereais integrais, como o pão integral, a aveia, o muesli e o arroz integral. Encontram-se na sêmea, no gérmen de trigo, na cevada, no milho, no trigo mourisco, na sêmola, na aveia, na massa, no arroz integral, na batata, no inhame, na mandioca, no taro, nas raízes, no pão integral, no pão de cereais, nos cereais integrais, nos cereais de pequeno-almoço ricos em fibras, no muesli, na papa, no feijão e nas lentilhas.

glucose: γλευκος (mosto, vinho novo doce, vinho doce). Em química, é o açúcar simples mais comum, particularmente na sua forma D (dextrose). A palavra foi utilizada por um comité da Academia Francesa de Ciências em 1838 para designar o açúcar presente nas uvas, no amido e no mel, em referência à etimologia do grego (gleukos, vinho doce). Depois, foi o químico alemão Emil Fischer que, após ter desenvolvido uma técnica de síntese dos açúcares por etapas, estabeleceu, entre 1891 e 1894, as estruturas de todos os açúcares conhecidos, aplicando os princípios da estereoquímica que tinha introduzido. A glicose pertence à família das hexoses, açúcares com seis átomos de carbono, divididos em aldo-hexoses (alose, altrose, galactose, glicose, gulose, idose, manose, talose) e ceto-hexoses (frutose, psicose, sorbose, tagatose). A fórmula linear de Emil Fischer para a molécula de glucose mostra uma cadeia não ramificada de seis átomos de carbono. O carbono C-1 faz parte de um grupo aldeído C(H)=O e os outros cinco átomos de carbono têm um grupo hidroxilo OH. Os quatro átomos de carbono centrais são assimétricos, o que confere à glucose a capacidade de desviar o plano da luz polarizada incidente: diz-se que a glucose é opticamente ativa. Por conter uma função aldeído, a glicose é um açúcar redutor. A glicose é uma molécula polar graças aos seus grupos álcool, razão pela qual é solúvel em água e em etanol. É também termodegradável (caramelização) e dialisável. Nas plantas e em alguns procariotas, a glicose é o produto da fotossíntese que utiliza a água, o dióxido de carbono e a energia luminosa do sol. Nos animais e nos fungos, a glicose resulta da despolimerização do glicogénio, um polímero de glicose armazenado no organismo. Industrialmente, a glicose é obtida por hidrólise enzimática do amido. [121]Vários recursos agrícolas são utilizados como fontes de amido, incluindo o trigo, o milho, o arroz e a mandioca. A glucose é um combustível omnipresente na biologia. É utilizada como fonte de energia na maioria dos

[121] "Glucose", *SCF,* consultado em 26/09/2023 (https://new.societechimiquedefrance.fr/produits/glucose/) p. 1-3.

organismos, desde as bactérias até aos seres humanos. Todas as células do corpo humano são capazes de utilizar a glucose para produzir energia. Esta energia apresenta-se sob a forma da molécula ATP (Adenosina Trifosfato) e é produzida em duas fases: glicólise e respiração nas mitocôndrias.

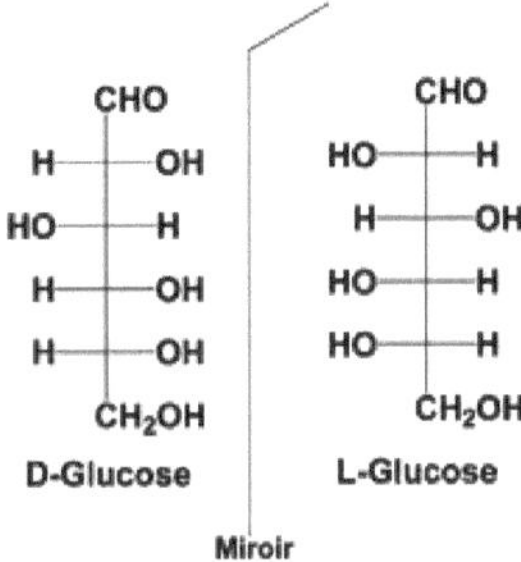

Fórmula linear da glucose de Emil Fischer glysine :

Do grego antigo γλυκύς, glukos (doce, macio) com o sufixo -ine. A glicina (Gly ou G) é um aminoácido que faz parte da composição das proteínas. Como todos os aminoácidos, possui dois grupos funcionais, um grupo carboxilo (COOH) e um grupo amina (NH2). A sua cadeia lateral é a mais simples de todos os aminoácidos, sendo constituída por um único átomo de hidrogénio (-H). Não é um aminoácido essencial, pois é sintetizado a partir da serina. Para além de ser um componente das proteínas, é um neuromediador que actua nas sinapses e um precursor de numerosas moléculas (porfirinas).

Em botânica, a glicínia (Wistaria sinensis) é uma planta trepadeira que pode atingir entre 15 e 25 metros de altura. É também conhecida como glicínia japonesa ou glicínia chinesa e, tal como a alfafa, é um membro da família das leguminosas.

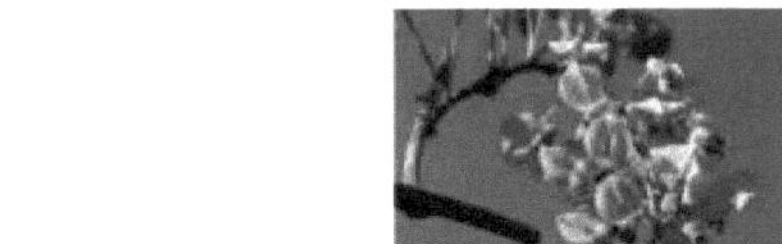

Aglomerados de glicínias.

É uma trepadeira invasora que pode crescer debaixo dos telhados ou das cercas. Quando podada, forma uma árvore pequena, desgrenhada, com um tronco curto e nodoso. A sua casca é cinzenta e lisa. As suas folhas são compostas, com 20 a 30 cm de comprimento, de cor verde-clara, com amarelo isolado. Em maio-junho, floresce em cachos de 20-70 cm de comprimento, geralmente azulados ou brancos e muito perfumados. Os frutos são vagens verdes com pis castanho, com 15 a 25 cm de comprimento.[122]

cegueira nocturna: emprestado do latim científico hemeralopia, composto do grego ήμέρα, hemera, (dia) e ωψ, ops (visão). É a dificuldade excessiva de ver quando a luz diminui (por exemplo, ao anoitecer). É também a cegueira nocturna, ou seja, a incapacidade de perceber as pequenas quantidades de luz que existem à noite ou durante o crepúsculo, bem como durante o dia na escuridão artificialmente estabelecida.

Hemorroida: Do latim haemorrhoida, emprestado do grego antigo αίμορροΐς, haimorroïs, composto de αίμα, haîma (sangue), ρόος, rhóos (corrente) e είδος, eîdos (tipo, aspeto). Esta é a patologia do canal anal em relação aos plexos rectais (ou hemorroidais). Estes plexos venosos são anastomoses entre as veias rectais localizadas na parede do canal anal. Este tipo de patologia está relacionado com anomalias mecânicas e vasculares. Podem manifestar-se por dor, hemorragia ou desconforto local. Por outras palavras, as veias do ânus e do reto inferior estão dilatadas. A obstipação é a principal causa, uma vez que implica uma pressão repetida para evacuar as fezes. Certos alimentos, como as carnes, os alimentos condimentados, o café, o chá, as colas e várias bebidas alcoólicas, parecem favorecer as crises. Uma dieta pobre em fibras e uma hidratação insuficiente provocam o endurecimento das fezes, dificultando a sua passagem.

As folhas e a casca da hamamélis contêm taninos e flavonóides que se pensa aumentarem a resistência dos vasos sanguíneos. O rizoma do petit-houx contém numerosas substâncias da família dos flavonóides, que possuem propriedades vasoconstritoras (provocam a contração das paredes dos vasos sanguíneos) e vasculoprotectoras (protegem as paredes dos vasos sanguíneos). As castanhas e a casca do castanheiro da Índia contêm æscine e æsculoside. Pensa-se que estas substâncias têm um efeito protetor e estimulante nos vasos sanguíneos. Reduzem igualmente a inflamação. As folhas e as bagas da groselha negra contêm antocianósidos, substâncias com efeitos semelhantes aos da vitamina P. Os topos floridos do trevo doce contêm flavonóides, que se pensa serem responsáveis pelos seus efeitos tónicos e constritores nos vasos sanguíneos. Pensa-se que aumentam a resistência dos vasos sanguíneos. As folhas da videira vermelha contêm uma grande quantidade de substâncias que se pensa terem um efeito protetor e estimulante nas veias e nos pequenos vasos sanguíneos. Outras plantas utilizadas para aliviar as hemorróidas são a passiflora, o caldo branco, o gengibre, o ginkgo e a hera trepadeira. Pode também utilizar gel de aloé vera e sementes de psyllium (ou ispaghul).

No entanto, as pessoas que sofrem de hipertensão arterial devem consultar o seu

[122] Michel Caron, "Glycine: what is it?", Futura 02/05 (2023) p. 1-3.

médico antes de tomar extractos de trevo doce, enquanto as pessoas com problemas de fígado devem evitar o trevo doce. A videira vermelha contém resveratrol, que tem uma atividade semelhante à das hormonas da família dos estrogénios. A sua utilização não é recomendada para as mulheres com antecedentes pessoais ou familiares de cancro da mama ou do útero. Para as mulheres grávidas, o tratamento das hemorróidas deve limitar-se a amolecer as fezes (com sementes de psílio, por exemplo) e a aliviar a dor localmente (aplicando cremes ou pomadas na região anal).

hepatite: Ήπατίτις, de ἧπαρ, ηπατος (fígado). Do latim hepatite. É a inflamação do fígado, de origem infecciosa, tóxica ou alérgica. A hepatite viral A é causada por um vírus transmitido por ingestão. A hepatite B é causada por um vírus transmitido pelo sangue, saliva ou sémen e a hepatite C é causada por um vírus geralmente transmitido por transfusão de sangue.

herbáceas: Do latim herbaceus (cor de erva), de herba (erva). São plantas cujos caules e ramos não produzem madeira e perecem após alguns meses de vegetação. É qualquer planta perene, anual ou bienal que não tem um caule lenhoso persistente acima do solo. É uma planta com caules flexíveis ou macios, mais ou menos semelhantes a um tampão (não trepadores, mas que podem ser erectos), geralmente sem lenhina. As plantas herbáceas são plantas com flores, excluindo as algas, os musgos e as hepáticas. Encontram-se principalmente em prados, ambientes aquáticos e jardins; um rebento de tomate é uma planta herbácea, enquanto uma mangueira é uma árvore. As plantas herbáceas também têm flores e ramos e, por vezes, folhas com colarinhos.

Homeopatia: Do grego antigo δμοιος, hómoios (como, semelhante) e πάθος, pàthos (sofrimento, doença). A homeopatia ou homœopatia é uma prática pseudocientífica da medicina não convencional segundo a qual é possível tratar um doente diluindo muito fortemente substâncias que, se estivessem concentradas, provocariam sintomas semelhantes aos que o doente apresenta.

homeostase: do grego antigo όμοιος, omoios, (semelhante) e στάσις stasis, (pausa, paragem).é a capacidade de um organismo manter o seu equilíbrio fisiológico interno apesar dos constrangimentos externos. Em particular, a homeostase assegura a manutenção da temperatura corporal, o número de células sanguíneas no sangue e os níveis de açúcar no sangue. No corpo humano, os vários processos homeostáticos mantêm os níveis de água, oxigénio, pH e açúcar no sangue, bem como a temperatura corporal em diferentes ambientes. Nos organismos saudáveis, estes processos ocorrem de forma constante e automática. As hormonas desempenham um papel importante na homeostasia. São produzidas e segregadas por glândulas endócrinas, também conhecidas como glândulas sem ductos. O sistema nervoso que regula a homeostasia é o hipotálamo, que reage à informação recebida enviando mensagens através do sistema nervoso. Estas mensagens são enviadas para os órgãos, que devem reagir para corrigir a situação. A homeostasia tem três componentes: o recetor, que detecta a alteração que ocorre no corpo humano; o centro de regulação, que processa a informação recebida pelo recetor e envia uma resposta ao efector; e o efector, que provoca alterações no corpo humano para favorecer o regresso ao equilíbrio.

hormona: do grego antigo ορμή, hormè (impulso) com o sufixo -one. Substância produzida por uma glândula. As hormonas afectam o desenvolvimento ou o funcionamento de um órgão. Há um grande número de hormonas, que são essenciais para o bom funcionamento do corpo. As 5 hormonas são: as hormonas da tiroide, guardiãs do metabolismo; a insulina, que controla os níveis de açúcar no sangue; a serotonina, mensageira da felicidade; o cortisol, a hormona do stress; e a melatonina, a hormona do sono. As hormonas são fabricadas em pequenos grupos de células especializadas chamadas ilhéus pancreáticos. A parte do pâncreas que produz as hormonas é chamada pâncreas endócrino. A hormona do amor, da confiança e da ligação, a oxitocina, actua de várias formas. Em primeiro lugar, a nível sexual, permite que o homem ejecte o esperma quando se aproxima e que a mulher tenha espasmos uterinos para ajudar o esperma a avançar para o óvulo. A dopamina é a hormona do prazer imediato, em resposta a uma estimulação num determinado momento. A serotonina, por outro lado, é a hormona da felicidade, que estabiliza o humor ao longo do tempo. As 4 hormonas do amor são: a testosterona, o estrogénio, a oxitocina (vulgarmente conhecida como a hormona da felicidade) e a dopamina (uma prima próxima da primeira, a hormona da recompensa). No homem, a testosterona é preponderante no desenvolvimento da libido. Esta hormona sexual masculina está também presente nas mulheres, mas em muito menor quantidade. Por outro lado, as hormonas sexuais femininas (progesterona e estrogénio) influenciam claramente o desejo durante o ciclo. Entre as hormonas mais importantes do organismo, "as hormonas tiroideias, das quais existem duas, a T3 (hormona ativa) e a T4 (que se converte em T3), têm um efeito sobre o metabolismo de todas as células do organismo. Em caso de stress importante, ou de várias situações de stress, o cérebro enche-se de três hormonas: adrenalina, noradrenalina e cortisol.

Estas três hormonas desempenham um papel importante no nosso humor e no bem-estar que se segue.

hidragogo: Do grego antigo ὑδραγωγός, hudragogos (que conduz ou drena a água). Do grego antigo ὕδωρ, hÿdôr (água), ἀγωγή, agôgê (ação de conduzir) ou αγωγός , agôgos (que conduz, que guia) derivado de ἄγω , agô (conduzir). É um nome aplicado a todos os agentes capazes de provocar uma evacuação de líquidos, tais como: sudoríficos, purgativos, diuréticos. É o que tem a propriedade de evacuar os líquidos serosos. O escamónio (Convolvulus scammonia) da família das Convolvuláceas é um verdadeiro hidragogo que, como purgativo drástico, aumenta consideravelmente a secreção das glândulas intestinais.

hidrato: Do grego antigo ὑδωρ, hÿdôr (água) com o sufixo -ate. Em química, os hidratos são compostos formados pela união da água com outra substância, união essa que resulta geralmente num corpo neutro, como é o caso de certos sais cristalizados. Se a água for uma água pesada, em que o hidrogénio é, de facto, deutério, fala-se de deuterato e não de hidrato. As substâncias ditas hidratadas podem conter moléculas de água quimicamente ligadas ao resto da estrutura cristalina, ou os seus elementos constituintes (H, O e/ou OH) ligados à estrutura mas separadamente. Os clatratos são considerados hidratos, por exemplo, o hidrato de metano. Os compostos ou minerais em que as moléculas de água se encontram nas cavidades da estrutura cristalina sem uma ligação química forte não são considerados hidratos; a água é simplesmente absorvida, como no caso das argilas. Os óxidos são precipitados dos sais por bases alcalinas no estado de hidrato. Ao contrário dos hidratos, os anidridos são compostos sem água. As substâncias inorgânicas cristalinas sem água são designadas por anidratos ou anidros. O hidrato mais conhecido é o carbonato de sódio, que é um carbonato de sódio desidratado. Os hidratos são formados por hidratação, geralmente durante a cristalização a partir de soluções aquosas. Os hidratos ricos em água de cristalização podem ser desidratados, por exemplo por aquecimento, de modo a formarem-se outros hidratos com menos água de cristalização ou o composto anidro.

hidropisia: grego antigo Ὑδρώπισις, dropsy, de υδρωψ, mesmo significado, que vem de ὑδωρ, água. Em patologia, refere-se à acumulação de serosidade, de origem não inflamatória, numa cavidade natural do corpo ou num tecido celular. O termo hidropisia é um termo médico histórico utilizado para designar qualquer efusão de serosidade numa cavidade natural do corpo ou entre elementos do tecido conjuntivo. Pode, portanto, ser sinónimo de edema, que afecta geralmente os membros inferiores e mais particularmente as pernas, os tornozelos e os pés. Esta patologia ocorre quando os tecidos do corpo começam a inchar devido à acumulação de um líquido orgânico no interior das células. Trata-se geralmente da parte líquida do sangue, também conhecida como soro sanguíneo. O sangue, constituído por fluidos, sais e células sanguíneas provenientes de várias partes do corpo, é transportado pelos vasos sanguíneos até ao coração para ser purificado. Por conseguinte, quando se verifica um derrame de serosidade ou uma retenção de líquidos nos tecidos e/ou nas cavidades naturais do corpo, o sangue fica espesso e estagnado. Isto provoca um inchaço e o aparecimento de edemas.

Na maior parte das vezes, a hidropisia enquanto doença refere-se à principal causa de edema generalizado, nomeadamente a insuficiência cardíaca congestiva. Esta doença é geralmente causada pelo consumo excessivo de alimentos salgados, por estar sentado ou de pé durante muito tempo, pela toma de certos produtos farmacêuticos ou por menstruação irregular, insuficiência cardíaca congestiva ou insuficiência venosa (vulgarmente conhecida por varizes), insuficiência renal, cirrose hepática, gravidez, calcificações, acidentes ou qualquer obstrução em qualquer parte do corpo. As grainhas de uva e as folhas de videira vermelha ajudam a combater a insuficiência venosa. A doença pode também ser aliviada com a utilização de extractos das seguintes plantas: salva, centáurea, meadowsweet, alho, alcachofra, espinheiro, bétula, borragem, giesta, centáurea, raiz de dente-de-leão, cebola, castanha-da-índia, sabugueiro, folhas de couve cruas esmagadas com um rolo de massa e utilizadas como cataplasma para ajudar a reduzir o edema. A couve é muito diurética e depurativa. Combate a retenção de urina, os edemas e a hidropisia, e ajuda a eliminar o excesso de água através do suor. A bétula é muito eficaz contra as quedas do coração e dos rins e os edemas, e é tomada sob a forma de extrato oral em 20 gotas 4 vezes por dia. A erva-de-são-joão tem uma ação diurética muito enérgica e é tomada sob a forma de extrato 4 vezes por dia, 30 gotas por dose. O extrato de sabugueiro necessita de 10 gotas 5 vezes por dia num pouco de água. A alcachofra, conhecida pelas suas propriedades diuréticas, pode ser tomada diariamente sob várias formas: vinho ou tintura. Para preparar o vinho, macerar 40 folhas secas em 1 litro de vinho branco durante 8 dias. A decocção é depois bebida em 2 pequenos copos de mostarda. Para preparar a tintura, macerar 500 g de folhas secas e cortadas em 1 litro de brandy branco durante 2 semanas. O líquido obtido é depois filtrado e guardado numa garrafa. [123]Para tomar, deitar 2 colheres de chá desta preparação num pouco de água e beber antes das refeições .

Hymenoptera: Do grego antigo pteron, pteron (asa9 e 'umen, hymen (membrana), daí "asa membranosa". A grande maioria dos himenópteros distingue-se pelos seus dois pares de asas membranosas. Alguns são chamados pseudoparasitóides porque vivem dentro dos casulos das aranhas, comendo os

123 "Quand l'Hydropysie se soigne au naturel", Jardinier malin, Naure et Jardin, e Consultado em 18/06/ 2023 (https://www.jardiner-malin.fr/sante/soigner-hydropisie-plantes.html)1-3.

seus ovos. Os himenópteros parasitóides atacam todas as ordens de insectos pterigotas, mas especialmente os lepidópteros. Os mais comuns são as abelhas, as vespas, as formigas e os abelhões. O seu tamanho varia entre 0,1 e 100 mm.
Hiperglicémia: Do grego antigo uper (acima, em cima, superior), γλυκύς, glukús (doce, adocicado) e αίμα , haima (sangue). Trata-se de um aumento dos níveis de açúcar no sangue, acima de 1,20 g/l (> 10,0 mmol/l na maioria dos casos).
Hiperplasia: do grego antigo ύπέρ, huper (sobre) e πλάσις, plasis (formação), É por vezes sinónimo de neoplasia benigna ou tumor benigno. [124]Hiperplasia é um termo médico para hipergénese; um volume anormalmente grande de um tecido orgânico ou oragan devido a um aumento no número de suas células (proliferação celular) . Isto pode levar à hipertrofia de um órgão. Os casos clínicos mais frequentes de hiperplasia ou susceptíveis de conduzir à hiperplasia são : [125] [126128;127]hiperplasia benigna da próstata (frequente a partir dos 55 anos); doença de Cushing (excesso crónico de secreção de cortisol e, secundariamente, de ACTH (hormonas adrenocorticotrópicas), frequentemente induzido por adenomas adrenocorticais); hiperplasia congénita da suprarrenal (doença hereditária da glândula suprarrenal); hiperplasia do endométrio (hiperproliferação do endométrio).
no útero, frequentemente em resposta a uma estimulação não oposta de estrogénios como parte da síndrome dos ovários poliquísticos ou da administração de hormonas exógenas.
Hiperpirexia: Πυρεξία, de πυρέσσειν, ter febre, de πυρ, febre, fogo. Nosologia) Febre intensa, caracterizada por um aumento da temperatura corporal superior a 41,5 °C.
Hipertensão: Do grego ύπέρ, hiper (o mais alto grau, excesso) e τείνω, teínô (tender, desdobrar-se, mover-se em direção a, relacionar-se com, preocupar-se). É o aumento da tensão nas paredes de uma cavidade quando a pressão do fluido que ela contém se eleva acima dos seus valores fisiológicos. É causada por uma

---

[124] "Hyperplasia: MedlinePlus Medical Encyclopedia", consultado em 30/06/2023 (https://medlineplus.gov/ency/article/003441.htm)
[125] "Aumento da próstata: hiperplasia benigna da próstata", consultado em 30/06/2023 (https://www.niddk.nih.gov/health-information/urologic-diseases/prostate-problems/prostate- enlargement-benign-prostatic-hyperplasia).
[126] "Cushing disease: MedlinePlus Medical Encyclopedia", acedido em 30 /0672023 (https://medlineplus.gov/ency/article/000410.htm).
[127] "Congenital adrenal hyperplasia: MedlinePlus Medical Encyclopedia", Acedido em 30/0672023 (https://medlineplus.gov/ency/article/000411.htm).

multiplicidade de factores, cujos efeitos se acumulam ao longo dos anos. Os principais estão ligados à idade, à hereditariedade (sobretudo nos homens) e aos hábitos de vida. A obesidade, o sedentarismo, o tabagismo, o abuso de álcool e o stress contribuem para a hipertensão arterial. É um fator de risco importante para várias doenças: perturbações cardíacas e vasculares (angina, enfarte do miocárdio e acidente vascular cerebral); enfraquecimento das artérias e aumento do risco de obstrução das artérias por aterosclerose; insuficiência cardíaca. Ao obrigar o coração a trabalhar mais, a tensão arterial elevada pode levar à exaustão do músculo cardíaco; problemas renais (insuficiência renal) e problemas oculares (lesões na retina que podem levar à perda de visão).

A tensão arterial é composta pelas pressões sistólica e diastólica, medidas em milímetros de mercúrio, ou mmHg. A pressão sistólica é a pressão do sangue quando o coração se contrai e envia sangue para as artérias. A pressão diastólica é a pressão que continua a ser exercida sobre as artérias entre cada contração. Nesta altura, o coração relaxa e recupera o seu volume, permitindo que as câmaras cardíacas se encham de sangue. Esta pressão tende a aumentar com a idade, mas depois dos sessenta anos diminui gradualmente à medida que os vasos sanguíneos do corpo enfraquecem. Assim, quando se fala de uma tensão arterial de 120/80, 120 corresponde à tensão sistólica e 80 à tensão diastólica.

Um dos melhores remédios naturais para baixar a tensão arterial é o alho. Rico em selénio, um oligoelemento com propriedades antioxidantes, para além dos seus efeitos sobre a tensão arterial elevada, reduz os níveis de colesterol mau e actua contra a aterosclerose. A alfazema, o funcho e a camomila têm um efeito positivo comprovado no canal do potássio, que relaxa os vasos sanguíneos, reduzindo assim a tensão arterial; o chá verde e o chá preto têm um efeito semelhante no canal do potássio. [128]Os brócolos crus ou ligeiramente cozinhados são ricos em cálcio, magnésio, potássio e flavonóides, o que os torna um alimento protetor contra as doenças coronárias, que podem ser causadas pela hipertensão arterial A batata-doce é um dos amidos com menor índice glicémico e é rica em potássio, cálcio e magnésio; o cacau é rico em flavonóides, que ajudam o organismo a lidar melhor com o stress (uma causa frequente de hipertensão arterial) e protegem contra as doenças cardíacas; é também rico em magnésio e potássio a curcuma, anti-cancerígena, anti-inflamatória e redutora do risco de doenças cardiovasculares, é quase uma especiaria milagrosa, com propriedades anti-coagulantes e anti-inflamatórias; as bananas contêm o trio de

[128] Houston MC, Harper KJ, Potassium, magnesium, and calcium: their role in both the cause and treatment of hypertension, J Clin Hypertens (Greenwich), 2/10/7 (2008) p. 3-11.

minerais que protegem o sistema cardiovascular, como o magnésio, o potássio e o cálcio, para além de serem ricas em fibras, antioxidantes e vitaminas B e C; as alcachofras contêm boas quantidades de potássio e são também muito boas para o fígado, graças à sua

propriedades diuréticas que ajudam a eliminar o excesso de fluidos no corpo, baixando assim a tensão arterial. [129]O tomate tem uma elevada capacidade antioxidante, contém numerosas vitaminas e aminoácidos e, sobretudo, potássio, que impede a subida da tensão arterial.

Hipoglicemia: Do grego ύπο, hypo (abaixo, pequena quantidade, diminuição, insuficiência), γλυκύς glukús (doce, açucarado) e αίμα haîma (sangue). É a redução da concentração de glicose no sangue para menos de 3,6 mmol/L ou menos de 0,6g/L, levando a vários distúrbios gerais (fraqueza, sudorese, desejo, síncope). É geralmente provocada pelo consumo excessivo de açúcares simples, de alimentos açucarados entre as refeições, de refeições pobres em fibras e em açúcares complexos, etc. A hipoglicemia reactiva traduz-se por sintomas como cansaço e palidez, tonturas, fome e desejo de comer alimentos doces, tremores, dores de cabeça, visão turva e suores. Para remediar a hipoglicemia, pode utilizar remédios naturais como a amora preta, que combate a diabetes, a insuficiência pancreática e a hipoglicemia. O mirtilo favorece a assimilação do açúcar e ajuda a regular os níveis de insulina. A Gymnena (gymnema sylvestris) é eficaz para manter níveis óptimos de glicose no sangue graças ao seu ácido gimnémico, que ajuda a reduzir a absorção do açúcar e a melhorar a secreção de insulina. A berberina, uma molécula extraída da Berberis vulgaris e da Berberis aristata, é um alcaloide vegetal que reduz a glicémia em jejum e após as refeições, a hemoglobina glicosilada, os níveis de insulina plasmática e o colesterol. Actua igualmente sobre as células beta pancreáticas responsáveis pela produção de insulina e protege a sua atividade. É uma molécula verdadeiramente eficaz para as pessoas que sofrem de diabetes. O ginseng é uma planta adaptogénica extraordinária que, para além do seu efeito sobre a glicose, se adapta a diferentes tensões. O alho é um antibiótico, um anti-sético e um regulador da hiperglicemia. [130]A canela tem propriedades anti-diabéticas e regula os níveis de açúcar no sangue facilitando o trabalho da insulina.

---

[129] "10 alimentos para baixar a tensão. Paseport Santé, consultado em 20/06/2023 (https://www.passeportsante.net/fr/Actualites/Dossiers/DossierComplexe.aspx?doc=10-aliments- pour-faire-baisser-sa-tension) 1-4.

[130] "Plantas anti-diabetes: baixar o nível de açúcar no sangue com plantas", Mes bienfaits, consultado em 20/06/2023 (https://www.mesbienfaits.com/plantes-diabete-glycemie/) p. 1-4.

hipertermia: A hipertermia é um aumento da temperatura corporal causado por uma perturbação da termorregulação. É induzida por um aumento da termogénese ou uma diminuição da termólise, na sequência de um exercício físico intenso ou de um golpe de calor.

Infusão: Do latim infusio (infundir), de infundere (deitar em). É o processo que consiste em deixar infundir substâncias num líquido, durante períodos de tempo variáveis, a fim de extrair os seus princípios solúveis. É também a bebida resultante da dissolução dos princípios activos de uma planta, obtida por deposição de água a ferver sobre a planta ou parte ou extractos da mesma.

idiossincrasia: Do grego antigo ιδιοσυγκρασία / idiosunkrasia (o mesmo, si mesmo, temperamento peculiar), de 'ἴδιος / ídios (próprio, peculiar), σύν / sún (com), e κρασις / krâsis (mistura). É o comportamento particular, a personalidade psíquica 1, peculiar a um indivíduo. Em medicina, é a disposição particular em virtude da qual cada indivíduo reage de uma forma que lhe é peculiar a um agente externo, físico ou químico, e às influências dos diversos agentes que afectam os seus órgãos. É também a disposição particular do organismo para reagir de forma invulgar a um medicamento ou a uma substância.

imunidade: Latim immunitas, da palavra latina immunis, (isento). É a propriedade de certos seres vivos de não poderem contrair de novo, ou de contraírem sem gravidade, uma doença que já tiveram ou contra a qual foram vacinados. É também o estado de um organismo que é resistente à infeção por um microrganismo ou aos efeitos tóxicos de uma substância antigénica, de origem microbiana ou não. A imunidade pode ser específica ou inespecífica, inata ou adquirida, humoral, celular ou mista. Para se proteger, o organismo humano dispõe de dois tipos de mecanismos de defesa: a imunidade inata e a imunidade adaptativa. A imunidade inata permite que o organismo se defenda imediatamente contra os agentes infecciosos. A imunidade adaptativa, por outro lado, proporciona uma proteção que chega mais tarde, mas que dura mais tempo.

inseticida: De inseto, acrescentando o sufixo - cide, do latim caedere (matar). Trata-se de uma substância que destrói os insectos. Os insecticidas são substâncias activas ou preparações fitofarmacêuticas com a propriedade de matar insectos, as suas larvas e/ou os seus ovos. Pertencem à família dos pesticidas, que, por sua vez, pertencem à família dos biocidas. O termo genérico inseticida inclui também os pesticidas destinados a combater artrópodes que não são insectos (por exemplo, aranhas ou ácaros como as carraças), bem como os repelentes. É feita uma distinção entre produtos que actuam por contacto, produtos sistémicos, e produtos de modo intermédio, conhecidos como produtos translaminares.

larvicida: Do latim larva (aparência, fantasma) e occidere (matar, eliminar). Refere-se a um produto ou preparação que tem a propriedade de matar as larvas.
leucorreia: Do grego antigo λευκός, leukos (branco) e ῥέω, rhéô (fluir). A leucorreia, ou corrimento branco, é um corrimento vaginal mais ou menos abundante, branco ou colorido, odorífero ou não, fluido ou espesso. [131]Pode ser fisiológico ou indicar a presença de uma infeção genital. As secreções não causam irritação, são inodoras e dependem das hormonas. [132]Aparecem na puberdade e desaparecem na menopausa. Provêm principalmente do muco cervical, da descamação vaginal, do transudado vaginal dos plexos venosos e das secreções das glândulas vulvares (glândulas de Skene e de Bartholin). [133] [134136]As mulheres adultas não menopáusicas produzem entre 1 ml e 4 ml por dia, com variações em função da idade, do ciclo menstrual, da toma de hormonas e da estimulação sexual. Nas mulheres menopáusicas, a carência hormonal leva a uma atrofia e a alterações da flora, dando o aspeto de uma vaginite senil. As secreções podem ser brancas, caseosas, purulentas, verdes ou acinzentadas e associadas a prurido, ardor ou odor a mofo. Na maioria das vezes, a causa é infecciosa: vulvite, vaginite, cervicite, endometrite ou salpingite. Os agentes responsáveis são bactérias (Gardnerella vaginalis, gonococo, clamídia, micoplasma), fungos (Candida Albicans) ou parasitas (Trichomonas vaginalis). Nas infecções dos órgãos genitais inferiores, é mais frequente encontrar leveduras, Trichomonas e germes comuns. O tratamento da infeção depende do agente envolvido. Uma higiene íntima excessiva com sabões detergentes pode favorecer estas infecções, destruindo o ecossistema vaginal. Em casos raros, pode ser indicativa de cancro do colo do útero e, excecionalmente, pode ser causada pela presença de um corpo estranho intravaginal.
lepidóptero: Do latim lepidoptera, do grego antigo λεπίς, lepís (escama) e πτερόν , pterón (asa). São uma ordem de insectos holometábolos cuja forma adulta (ou imago) é vulgarmente designada por borboleta, cuja larva é designada por lagarta e cuja ninfa é designada por crisálida. Existem mais de 257 espécies

---

[131] Éditions Larousse, "Leucorrhée ou perte blanche ou perte vaginale - LAROUSSE", consultado em 29/06/ 2023 (https://www.larousse.fr/encyclopedie/medical/leucorrh%C3%A9e/14198).
[132] "Les ennuis et maladies génicologiques : les pertes blanches", consultado em 29/06/2023 (http://www.cngof.fr/maladies/343-les-pertes-blanches).
[133] J. -M. Bohbot, "Les sécrétions vaginales", Pelvi-périnéologie, volume 3, número 1, 3 (2008) p. 19-24, março de 2008.
[134] "Infecções genitais femininas. Leucorrhoea", Acedido em 29/06/2023 (http://www.cngof.net/E-book/GO-2016/CH-28.htm).

de lepidópteros diurnos e 5200 espécies de lepidópteros noturnos. O seu corpo é constituído por três partes: a cabeça, o tórax e o abdómen.

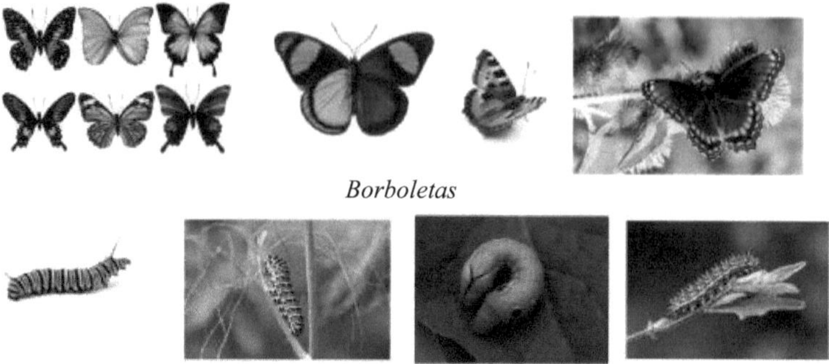

Borboletas

Lagartas

A *ninfa* é o estádio de desenvolvimento intermédio entre a larva e o imago durante a metamorfose, nomeadamente nos insectos holometábolos. O estádio
A fase ninfal começa com a transformação de uma larva em ninfa (muda ninfal ou pupação) e termina com a transformação da ninfa em imago (muda imaginal ou muda adulta). Uma das caraterísticas da ninfa é o facto de não se alimentar (as suas peças bucais e o seu tubo digestivo também sofrem metamorfose) e de viver das suas reservas.

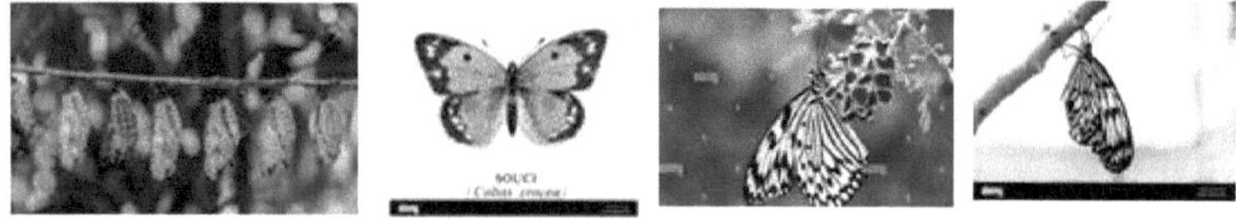

ninfas de borboleta

A pupa dos Lepidoptera é frequentemente designada por crisálida. Nos Dípteros, o equivalente da pupa é a crisálida, com a diferença de que a pupa permanece no interior da última cutícula larvar (ausência de exúvia pupal). Em algumas espécies, a ninfa é protegida por um cone.

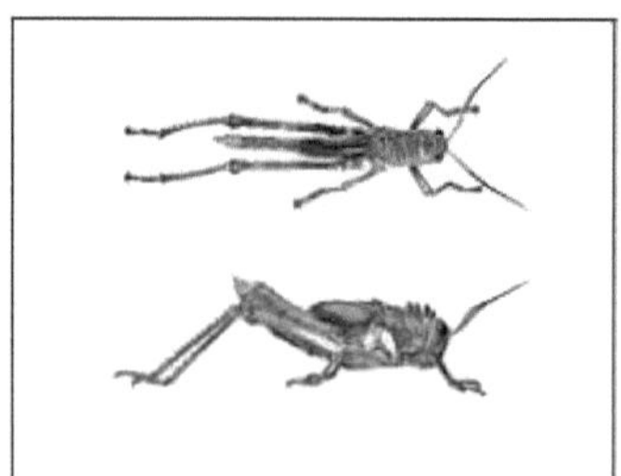

Ninfa de Tropidacris cristata

A palavra ninfa é por vezes utilizada (sobretudo em traduções de literatura estrangeira) para designar as formas imaturas (larvas) de insectos hemimetabólicos com contornos de asas (como nas térmitas, gafanhotos e gafanhotos, em que as asas aparecem gradualmente), mas que, neste caso, se alimentam.

lipossolúvel: do grego lipos (gordura) e do latim solubilis (dissolver). Em química, uma substância que é solúvel em lípidos ou gorduras, por exemplo, as vitaminas A, D, E e K.

lisina: Do grego antigo lusis (solução, dissolução) e -ine; provavelmente influenciado pelo alemão lysin. Trata-se de um aminoácido, constituinte das proteínas, que não pode ser sintetizado pelo organismo e que é essencial para o crescimento. Deve ser fornecido pela alimentação, uma vez que o nosso organismo não o pode fabricar. Este ácido é utilizado pelo organismo na síntese das proteínas, mas também como fonte de energia quando necessário. Favorece a absorção intestinal do cálcio e pode, por conseguinte, ajudar a prevenir a osteoporose. A lisina possui igualmente uma atividade antiviral, nomeadamente nos casos de herpes, responsável pelo aparecimento de herpes labial. Pode também ajudar a reduzir a fadiga. Encontra-se na carne (vaca, frango, vitela, porco, peru), no peixe, nos ovos e nos produtos lácteos, bem como nas leguminosas, nomeadamente na soja. Está também presente no milho e nos produtos à base de milho. Os aminoácidos asseguram o bom funcionamento do organismo e fornecem-lhe a energia necessária para o crescimento, o desenvolvimento e a manutenção dos músculos e dos órgãos. Permitem igualmente o bom funcionamento do sistema imunitário. A sua fórmula química é C6H14N2O2.

maceração: Do latim maceratio (maceração, imersão), de macero (macerar, embeber). É a operação de deixar um corpo sólido num meio líquido ou húmido para dele extrair certos princípios activos ou nutritivos ou para nele obter uma alteração; o estado de um corpo submetido a esta ação.

microbiota: Do grego μικρός, mikrós ou σμικρός, smikrós (pequeno, de pouca importância, fraco, que dura pouco tempo) e βιωτός biôtós, de βιόω, bióô (viver, habitar). Refere-se ao conjunto das populações de microrganismos que colonizam um determinado ambiente: microbiota intestinal, microbiota fecal, microbiota cutânea, microbiota oral. Um microbiota inclui não só procariotas (bactérias e archaea) mas também fungos, protozoários e, por extensão, vírus. O microbiota intestinal é o mais importante, com cerca de 1013 microrganismos, ou seja, a mesma ordem de grandeza que o número de células que constituem o corpo humano, que pesa cerca de 1,5 kg.

medicamento : Do latim *medicamentum* (mesmo significado), feito de *medicare* (dar remédios), derivado do grego μηδος (cuidado). É um princípio ativo, uma substância de origem química ou natural caracterizada por um mecanismo de ação curativo ou preventivo preciso no organismo. [135]Em França, o Código de Saúde Pública (artigo L.5111-1) define um medicamento da seguinte forma: "*qualquer substância ou composição apresentada como tendo propriedades curativas ou preventivas relativamente a doenças humanas ou animais, bem como qualquer substância ou composição que possa ser utilizada ou administrada a pessoas ou animais, com vista a estabelecer um diagnóstico médico ou a restaurar, corrigir ou modificar as suas funções fisiológicas, exercendo uma ação farmacológica, imunológica ou metabólica*" . Os medicamentos, tal como definidos, estão sujeitos a normas de fabrico, distribuição e administração altamente controladas e vigiadas. Medicamentos contém: um *princípio ativo*, uma substância de origem química ou natural com uma ação curativa ou preventiva específica no organismo; *excipientes*, substâncias de origem química ou natural que facilitam a utilização do medicamento mas não têm qualquer efeito curativo ou preventivo. Existem várias categorias de medicamentos, nomeadamente: *as especialidades* farmacêuticas, que são medicamentos fabricados industrialmente e utilizados pelas empresas farmacêuticas. Antes de poderem ser dispensados aos doentes, devem obter uma autorização de introdução no mercado (AIM). A mesma especialidade farmacêutica pode ter um nome de marca diferente em diferentes países. A denominação comum internacional (DCI) é utilizada para designar de forma única a substância ativa que contém; as preparações magistrais, hospitalares ou oficinais, que são geralmente fabricadas por uma farmácia para as necessidades específicas de um ou vários doentes (dispensário para as preparações magistrais e oficinais ou farmácia para uso interno de um estabelecimento de saúde para as preparações magistrais e hospitalares). Estas preparações e especialidades farmacêuticas apresentam-se sob diversas formas farmacêuticas: comprimidos, soluções orais, soluções injectáveis e outras.

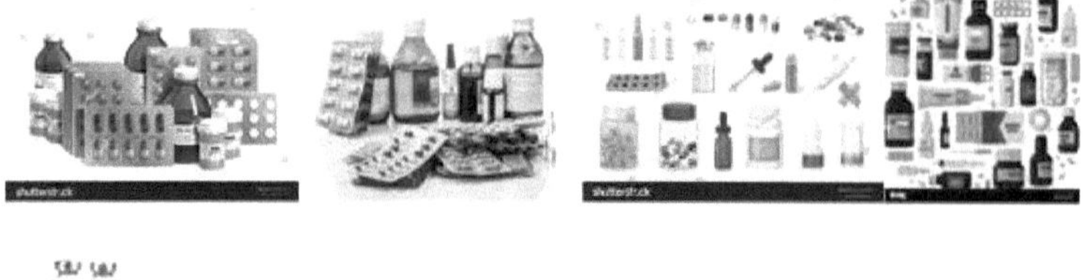

microcítico: Do grego *mikros* (pequeno) e *kutos* (cavidade, célula). Relativo à

[135] Ministério da Saúde e da Prevenção (MSP), "Qu'est-ce qu'un médicament", *MSP* 16/04 (2022) p. 1.

microcitose, que se refere à presença de glóbulos vermelhos pequenos no sangue. A microcitose observada num esfregaço de sangue (exame do sangue ao microscópio) é considerada ligeira a ++++ (4 mais). Esta observação é útil no diagnóstico diferencial das anemias, que se dividem, de acordo com o tamanho dos glóbulos vermelhos, em anemias microcíticas, normocíticas ou macrocíticas. Um VGM (volume corpuscular médio) abaixo do normal é outra forma de indicar microcitose. As causas mais frequentes de anemia microcítica são a carência de ferro, um estado inflamatório muito prolongado, uma hemorragia crónica (digestiva, uterina) ou certos defeitos genéticos na produção de hemoglobina (talassemia). Existem cinco causas principais de anemia microcítica: talassemia, anemia crónica, deficiência de ferro, envenenamento por chumbo e anemia sideroblástica congénita.

moxabustão: De moxa que vem do japonês *mogusa* (ervas ardentes) e do radical latino bustio que está em com-bustio (combustão), ervas ardentes. É o método de cauterização ou de usão específico das diferentes substâncias com que se podem fazer moxas.

neurastenia: grego νευρον, neûron (nervo) e ασθένεια, asthéneia (fraqueza, doença). [136]A neurastenia, também referida medicamente como síndrome da fadiga crónica, é um termo psicopatológico utilizado pela primeira vez por George Miller Beard em 1869 para se referir a uma doença cujos sintomas incluem fadiga, ansiedade, dores de cabeça, nevralgia, perda de entusiasmo pela vida e diminuição da atividade (desânimo). Os sintomas são semelhantes aos de uma doença de tipo viral, com adenopatia, fadiga extrema, febre e sintomas respiratórios superiores. A síndrome inicial desaparece, mas parece desencadear uma fadiga grave e prolongada, que perturba as actividades diárias e é geralmente agravada pelo esforço, que não é aliviado pelo repouso. Os doentes têm também frequentemente problemas de sono e cognitivos, como problemas de memória, "pensamento nebuloso", hipersonolência e sensação de ter tido um sono não reparador. As caraterísticas gerais importantes são a dor difusa e os problemas de sono. Em fitoterapia, as olantes são utilizadas para aliviar a fadiga: o ginseng, nomeadamente em tisanas, o eleuterococo (ginseng siberiano), as plantas à base de cafeína (sementes de café, guaraná, folhas de chá ou de mate, nozes de kolatier); a erva-cidreira para um sono reparador; o ginseng durante a convalescença; o eleuterococo contra o excesso de trabalho; o gengibre contra a fraqueza sexual.

nutrimento: Do latim *nutrimentum* (alimento). É um composto orgânico e

---

[136] G. Beard, "Neurasthenia, or nervous exhaustion", The Boston Medical and Surgical Journal, (1869) p. 217-221.

mineral assimilável por um organismo vivo e vital para o seu desenvolvimento e manutenção. É também uma substância fornecida pelos alimentos e utilizada pelo organismo para a sua construção e funcionamento. *Os nutrientes* fornecem ao organismo a energia e os materiais necessários para cobrir as suas despesas e assegurar a renovação celular. Os principais *nutrientes* encontram-se nos alimentos sob a forma de macromoléculas, que são depois decompostas pelo sistema digestivo para serem assimiladas. A água é o *nutriente* mais importante, representando 60% da nossa ingestão total. É uma palavra introduzida recentemente para designar as substâncias que podem nutrir sem passar pelo estômago e sem sofrer a ação digestiva, como a albumina, os caldos e os osmazoa.
Também conhecidos como nutrientes, os nutrientes são moléculas derivadas dos alimentos e produzidas principalmente pelo processo digestivo. Quando estes nutrientes são assimilados pelo organismo, fala-se de nutrição. Os nutrientes são essenciais para satisfazer as várias necessidades fisiológicas do corpo humano, incluindo o desenvolvimento e o crescimento dos ossos. Os nutrientes desempenham diversas funções, como fornecer energia, regular o metabolismo e manter os tecidos. São eles: -Macronutrientes: as proteínas, que desempenham um papel estrutural, nomeadamente na renovação dos tecidos; os hidratos de carbono, que são o combustível energético do organismo; os lípidos, que desempenham também um papel estrutural e armazenam energia.
-Micronutrientes: vitaminas, minerais e oligoelementos que o organismo não consegue sintetizar e que são essenciais para o bom funcionamento do organismo.
-Mesonutrientes: são as moléculas "saudáveis" presentes nos alimentos que têm um papel protetor (antioxidantes, carotenóides, polifenóis, ómega 3, etc.).
Os nutrientes essenciais são aqueles que são indispensáveis ao bom funcionamento do organismo, nomeadamente: ácidos gordos (ómega 3, ómega 6), aminoácidos, vitaminas (vitamina A, vitaminas do grupo B, vitamina C, vitaminas D, E e K), minerais (sódio, potássio, cálcio, ferro, zinco, fósforo, magnésio, iodo, selénio, etc.).
As doses diárias recomendadas (DDR) de macronutrientes variam de acordo com a constituição física, a idade, o sexo e a atividade física de cada indivíduo. Em geral, a ingestão nutricional total de um adulto deve ser de 45-50% de hidratos de carbono, 15% de proteínas e 30-35% de gorduras. *Em média:* os homens dos 20 aos 40 anos necessitam de 2700 calorias; os homens dos 41 aos 60 anos necessitam de 2500 calorias; as mulheres dos 20 aos 40 anos necessitam de 2200 calorias; as mulheres dos 41 aos 60 anos necessitam de 2000 calorias.

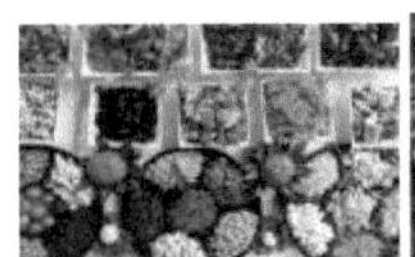 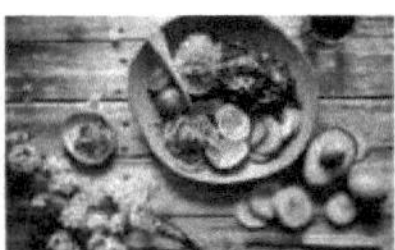 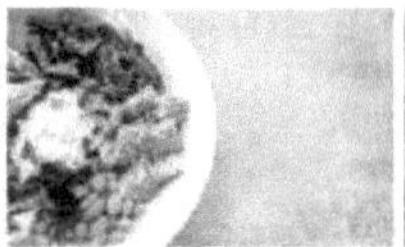 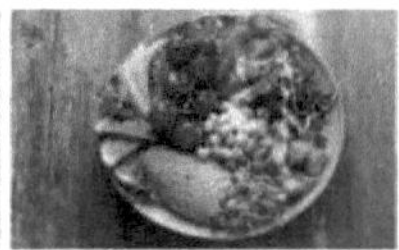

Os hidratos de carbono encontram-se nos produtos à base de cereais, leguminosas e produtos lácteos. As proteínas encontram-se nos ovos, na carne, no peixe, nos produtos lácteos, nos frutos secos e nas sementes. As gorduras boas encontram-se no abacate, no azeite, no óleo de colza, nos peixes gordos (cavala, sardinha, salmão, arenque), nas amêndoas e nas nozes. [139]As vitaminas e os minerais encontram-se principalmente nos vegetais (frutos e legumes), na carne, no peixe e no marisco. As carências nutricionais são acompanhadas por um enfraquecimento do sistema imunitário, fadiga, perturbações do sono, cãibras musculares, queda de cabelo, problemas de concentração e falta de motivação.

oblongo: Do latim oblongus (alongado, oblongo). Forma mais comprida do que larga e arredondada em ambas as extremidades. Em geometria, refere-se a uma figura que é mais comprida do que larga. Em botânica, o termo designa as folhas oblongas de uma planta cuja lâmina é mais comprida do que larga e arredondada nas extremidades.

oboval: de ob-, (ideia de frente, e também de inversão). Do sânscrito abhi, correspondente ao gótico iup, e do latim ovalis, de ovum (ovo). Em botânica, refere-se a uma planta ou parte de uma planta que tem uma forma oval invertida, ou seja, a parte superior é maior do que a parte inferior.

139

Julie Giorgetta, "Nutriente: definição, exemplos, papel, elementos essenciais", *Le journal de Femmes* Santé 15/04 (2022) p.

ocimeno: Nome de uma das plantas que o contém, o manjericão ou Ocimum basilicum. É um composto orgânico monoterpeno perfumado do qual existem vários isómeros. A sua fórmula molecular é C10H16. Tem quatro isómeros estreitamente relacionados que diferem na localização das suas insaturações. É também um componente de muitos óleos essenciais derivados de plantas. Esta molécula encontra-se em várias plantas com propriedades e estabilidades que impedem a sua oxidação. É utilizada em óleos e perfumes pelo seu aroma. Esta molécula é também conhecida como feromona.

ocitocina: do grego antigo ὠκύς, ocy para ôkus (rápido), e de tocina para τόκος, tokos (parto). Em bioquímica, é uma hormona segregada pelo lobo posterior da glândula pituitária, que excita a contração do útero na altura do parto e que também actua na contração dos alvéolos e dos canais de leite da glândula mamária, resultando na secreção de leite. Liga-se aos seus próprios receptores no miométrio, cujo número aumenta à medida que a gravidez se aproxima do termo. A ocitocina produzida sinteticamente é um medicamento que previne a hemorragia pós-parto, ajudando o útero a contrair-se. É administrada à mãe por injeção intravenosa ou intramuscular durante ou imediatamente após o nascimento da criança. [140.141]A oxitocina é também considerada como a hormona do amor que invade o corpo no momento do orgasmo. Está envolvida na reprodução sexual, nomeadamente durante e após o parto. É libertada em grandes quantidades (6x mais nos primeiros 3

[140] Netgen, "Oxitocina: a hormona do amor, da confiança e do laço conjugal e social", *Swiss Medical Journal,* Acesso em 30/06/ 2023 (https://www.revmed.ch/revue-medicale-suisse/2012/revue-medicale-suisse-333/l-ocytocine- hormona-do-amor-da-confiança-e-da-ligação-marital-e-social).

[141] L.Jennifer et als, "Oxytocin/Vasopressin-Related Peptides Have an Ancient Role in Reproductive Behavior" Science (2012) 338(6106):540-3. PMID 23112335.

[137]meses de gravidez e até 86 vezes mais no nascimento) após a distensão do colo do útero e do útero durante o parto, o que facilita o nascimento, e após a estimulação dos mamilos ou a amamentação. [138]Desempenha um papel importante numa série de comportamentos, como o orgasmo, o reconhecimento social, a empatia, a ansiedade e o comportamento maternal, daí a sua alcunha de "hormona do prazer", "hormona da felicidade" ou "hormona da ligação" entre mãe e filho. Em determinadas situações, a oxitocina pode também induzir comportamentos "radicais" ou mesmo violentos em defesa do grupo, por exemplo, perante um terceiro que se recusa a cooperar. [139]Tornar-se-ia então uma fonte de agressividade defensiva (e não ofensiva). A oxitocina é sintetizada principalmente pelo cérebro, mas também é segregada por muitos tipos de células que não as do sistema nervoso. A síntese é contínua, mas com períodos de maior atividade.

---

[137] Marcel Hibert, *Oxitocina, meu amor* 9 (2021) 251 p.

[138] Outras hormonas como a testosterona, conhecida como a "hormona do desejo", a prolactina, que tem um efeito libidinal, e a luiberina, que desencadeia o acasalamento, estão também implicadas na génese do estado amoroso. Fonte: Jean-Didier Vincent, Biologie des passions, Odile Jacob, (1999) p. 242.

[139] Viviane Thivent, "A oxitocina ou a hormona do sacrifício?", Biologia e Saúde, 17/06 (2010) p.
1.

odontalgia: Do grego οδος, 'odos (dente) e άλγος, algos (dor). Isto é dor de dentes. A odontalgia é frequentemente a consequência de danos num dente ou nos tecidos circundantes (gengivas, língua, maxilares, etc.). Também pode ser causada por uma hipersensibilidade do dente: dor em contacto com o quente ou o frio (ar que entra na boca, água fria, alimentos quentes, mas também alimentos doces ou ácidos); uma sensação dolorosa ao toque (sensibilidade ao escovar os dentes). Também pode ser desencadeada pelo impacto entre vários dentes. Os dentes são constituídos por esmalte, dentina e polpa. Uma das principais causas é a cárie dentária. Esta é causada pelo crescimento microbiano no esmalte e na dentina. Esta provoca a inflamação da polpa dentária. A dor pode ir desde o aumento da sensibilidade do dente, passando por uma dor espontânea grave (dor de dentes), até uma dor aguda de grande intensidade na zona onde se localiza a cárie. Pode estender-se até aos ouvidos, maxilares ou seios nasais. O mesmo tipo de dor pode ser causado por um traumatismo dentário, como uma fissura, uma abrasão ou uma fratura. Também pode ser causada por uma infeção crónica do esmalte, dentina ou polpa do dente, um abcesso da gengiva ou danos noutros tecidos de suporte do dente, como a periodontite. Também pode ser o resultado de uma infeção mais distante: otite, doença ocular, herpes zoster, sinusite; ou da dentição: dentes de leite na infância, depois dentes permanentes, sendo que os dentes do siso causam frequentemente uma dor irradiada grave. [140]Os sintomas incluem gengivas inchadas, dores nas gengivas, hemorragias, dores de cabeça, febre, mau hálito e um gosto desagradável na boca.
oleico: Do latim oleum (óleo) com o sufixo -ic. O ácido oleico é um ácido gordo monoinsaturado da família dos ómega 9. Encontra-se principalmente em óleos vegetais como o azeite, o óleo de abacate, o óleo de cártamo e o óleo de canola. Representa 55% a 80% dos ácidos gordos do azeite. Muito presente no corpo humano, protege o sistema cardiovascular e reduz o colesterol. A sua estrutura é C18H34O2.
Oligoelemento: do grego oligos (pequeno, não abundante) é definido como uma entidade presente em quantidades muito pequenas no nosso organismo. Em biologia, é um elemento mineral presente em quantidades muito pequenas (vestígios) nos organismos vivos e essencial ao seu funcionamento: crómio (Cr), cobalto (Co), cobre (Cu), estanho (Sn), flúor (F), manganês (Mn), molibdénio (Mo), selénio (Se), silício (Si), vanádio (V) e zinco (Zn). São utilizados na composição de enzimas ou são necessários para a sua ativação. Juntamente com a prata, o cobre e o selénio, o ouro é um dos oligoelementos mais

[140] Sophie Zimmermann, "L'odontalgie: qu'est-ce que c'est?", Passeport Santé 20/12 (2022) 1-5.

frequentemente prescritos pelos médicos para tratar a fadiga, a hipertensão arterial, a psoríase, a artrite e a doença de Raynaud. [141]Os 10 oligoelementos que melhoram a saúde :

-O ouro para combater os vírus. O ouro é geralmente utilizado pelos oligoterapeutas em sinergia com o cobre e a prata para alargar o seu campo de ação. Este mineral, que não está naturalmente presente no organismo, possui propriedades anti-infecciosas de renome. Juntamente com a prata, o cobre e o selénio, é um dos oligoelementos mais frequentemente prescritos pelos médicos para tratar a fadiga, a hipertensão arterial, a psoríase, a artrite e a doença de Raynaud.

-O cálcio reforça os ossos, ajuda a construir a estrutura dos ossos e dos dentes e ajuda a prevenir as doenças cardiovasculares, o cancro do cólon e a osteoporose. Este oligoelemento está também envolvido no processo de coagulação e promove a contração muscular. A sua ingestão diária de cerca de 900 mg para adultos é ainda mais importante para os idosos e as mulheres grávidas. O cálcio encontra-se igualmente nos produtos lácteos, nas tâmaras, nos feijões secos e nas gemas de ovos.

-O cobalto alivia as enxaquecas e ajuda a combater as patologias vasculares, como a hipertensão arterial e a doença de Raynaud. Possui igualmente propriedades anti-fadiga. Está presente no arenque, na cavala, no fígado, nos rins, nos mariscos e no leite.

-O cobre estimula o sistema imunitário. É um oligoelemento polivalente. Combate as infecções, as inflamações, os vírus e a fadiga graças ao seu poder imunogénico, desencadeando a produção de anticorpos, glóbulos vermelhos, elastina e colagénio. É recomendado para as infecções virais e as afecções reumáticas. Encontra-se nos mariscos, no chocolate, no fígado, nos alimentos ricos em amido e no vinho tinto.

-O flúor promove dentes bonitos graças às propriedades deste metaloide nos ossos, para prevenir e tratar a osteoporose. Está presente no peixe, no chá, nas algas marinhas, na água mineral, no ananás, nos espargos e em muitos outros alimentos.

-Sendo um dos principais componentes da hemoglobina, o ferro protege contra a anemia. Desempenha, assim, um papel importante no mecanismo de oxigenação celular. É por esta razão que é particularmente utilizado em caso de fadiga ou de esforço muscular intenso. As carências de ferro são relativamente frequentes, nomeadamente durante a gravidez, uma vez que as necessidades diárias não são suficientemente cobertas pela alimentação moderna. O ferro está presente nas carnes vermelhas, nos legumes verdes, nos produtos lácteos e na fruta. É de

Sophie Laurent, "Les 10 oligo-éléments qui boostent la santé", *Femme Actuelle* 07/02 (2022) p.1-4.

notar que alguns outros alimentos reduzem a absorção deste mineral, como o café, o farelo e o chá.
- A prata é um excelente agente antiviral. Combate a fadiga, previne as infecções virais e trata certas afecções dermatológicas, como as herpes zoster e o acne, graças às suas propriedades bactericidas. É um oligoelemento que está sobretudo associado a outros minerais, como o ouro e o cobre.
-O crómio é eficaz contra o excesso de açúcar. É um elemento essencial no processo de metabolização dos lípidos e dos hidratos de carbono. É um mineral muito importante para prevenir as doenças cardiovasculares, a diabetes e a obesidade. Encontra-se no fígado, na gema de ovo, na levedura de cerveja, no marisco e no chá preto.
-O selénio combate o envelhecimento. Como antioxidante celular, desempenha um papel preventivo em numerosos cancros. Tem um efeito direto no sistema nervoso central, combatendo a degenerescência macular ligada à idade e a doença de Alzheimer. Está particularmente presente na carne, nos ovos, no peixe e nos cereais.
- O iodo alivia os problemas da tiroide. É particularmente eficaz no tratamento dos distúrbios da tiroide e como suplemento alimentar em casos de insuficiência da tiroide. Encontra-se no marisco, no peixe, no feijão verde, nos produtos lácteos e na soja.

oftálmico: grego οφθαλμός, ophtalmós (olho), sufixo -ique: relacionado com o olho, por exemplo, enxaqueca oftálmica, muitas vezes precedida de sinais precursores: fadiga, depressão ou irritabilidade, distúrbios digestivos; a artéria oftálmica, que é um ramo da artéria carótida interna que fornece o olho e a órbita.

orbicular: Do latim orbicularis, de orbiculus (pequeno círculo), diminutivo de orbis (círculo). Diz-se de algo que tem a forma de um globo, de uma esfera ou de um círculo. Exemplo: o músculo orbicular é o músculo em forma de anel situado à volta de um orifício natural da face, utilizado para fechar esse orifício por contração. O músculo orbicular dos olhos (Musculus orbicularis oculi em latim) ou músculo orbicular das pálpebras é um músculo que forma uma zona elíptica à volta das pálpebras e que se estende numa camada fina sobre as próprias pálpebras. É tradicionalmente dividido em três partes: palpebral, orbital e lacrimal. O músculo orbicular da boca (Musculus orbicularis oris em latim) ou músculo orbicular dos lábios é constituído por quatro secções de músculo à volta da abertura da boca, que formam sobretudo a estrutura dos lábios. O beijo é a sobreposição anatómica destas secções do músculo orbicularis oris em estado de contração, razão pela qual este músculo é vulgarmente designado por "músculo do beijo".

ortodípteros: do grego orqoV, orthos (reto) e pteron, pteron (asa*).* Os ortópteros ou Orthoptera são uma ordem de insectos caracterizada por asas alinhadas com o corpo: gafanhotos, grilos, gafanhotos e grilos. Possuem longas patas traseiras adaptadas para saltar e dois pares de asas transportadas ao longo do dorso. O comprimento do corpo varia entre 5 mm e 15 cm, consoante a espécie. As cores também variam de espécie para espécie, nomeadamente nas

gafanhotos. Os grilos têm antenas grossas que são mais curtas do que o corpo. Representam quase metade das espécies da família

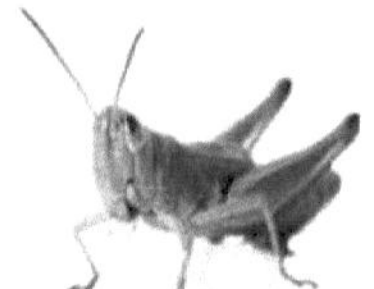
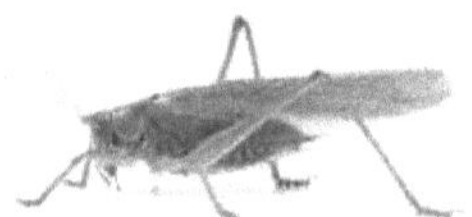
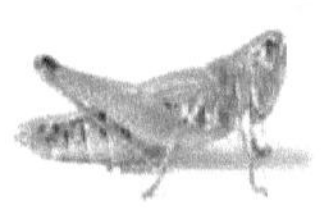

Gafanhotos com antenas finas e longas

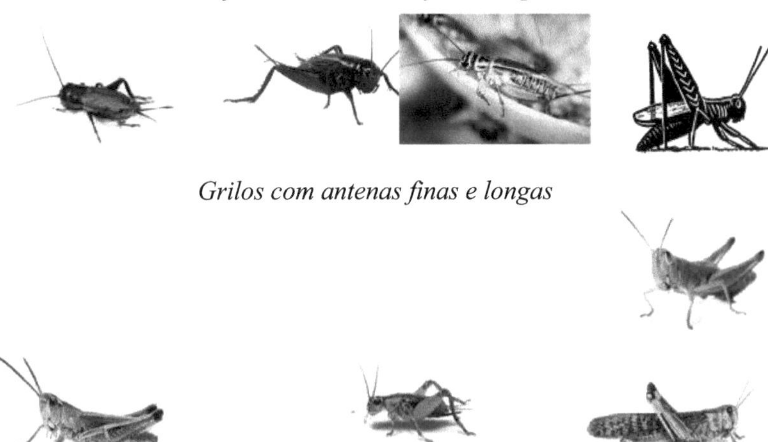

Grilos com antenas finas e longas

Gafanhotos

Os gafanhotos e os grilos têm antenas longas e finas. Ao contrário dos gafanhotos, os grilos têm as patas traseiras separadas do resto do corpo e nunca são de cor verde. Os ortópteros podem emitir sons chamados estridulações. Esta "canção", que é específica de cada espécie, desempenha um papel na formação dos pares para a reprodução. Na maioria dos gafanhotos e grilos, apenas os machos emitem estes sons, esfregando as duas asas. Os gafanhotos esfregam as patas traseiras contra as asas.

oside: Do grego antigo -ωσις , -ōsis, (estado, condição ou ação anormal), da raiz verbal -όω (- óō) e -σις, -sis. -ose. Trata-se de um hidrato de carbono hidrolisável, ou seja, capaz de dar origem a uma ou mais oses por hidrólise. A lactose e a maltose são osides. Em química, é o nome genérico dado às substâncias orgânicas não hidrolisáveis com um grupo redutor, aldeído ou cetona, e mais de duas funções alcoólicas. Dividem-se em trioses, tetroses, pentoses, hexoses e heptoses, consoante contenham 3, 4, 5, 6 ou 7 átomos de carbono. Também se dividem em aldoses e cetoses, consoante tenham a função aldeído ou cetona. Em bioquímica, é um composto químico com a fórmula geral CnH2nOn, constituído por uma cadeia de átomos de carbono, cada um com uma função álcool (-OH), exceto um que tem uma função carbonilo (-CO-). As duas oses mais conhecidas são a glucose e a frutose.

osteoporose: Do grego οστέον, osteon (osso) e πόρος, póros (passagem, via de comunicação, conduto ou passagem para humores, secreções, respiração). É uma patologia óssea que consiste na rarefação da estrutura proteica do osso e na diminuição da sua densidade mineral com alargamento das cavidades e espaços medulares. Os ossos tornam-se frágeis e existe o risco de fracturas. Ocorre geralmente nas mulheres após a menopausa ou, em geral, durante o tratamento prolongado com corticosteróides, em várias circunstâncias patológicas, nomeadamente endócrinas. É também a alteração do esqueleto caracterizada pela rarefação progressiva do tecido ósseo devido à descalcificação, que tem como consequência o enfraquecimento dos ossos. A fragilidade óssea leva à ocorrência de fracturas, que são a principal manifestação clínica da doença. As três principais fracturas envolvem o colo do fémur, as vértebras e a parte distal do rádio. A perda de fracturas é avaliada por densitometria óssea, que analisa a densidade mineral óssea (DMO). A medida de referência é designada por T-score. Se a medida for superior a -1, a densidade óssea é normal; se estiver entre -2,5 e -, trata-se de um caso de osso frágil ou osteopenia; se for inferior ou igual a -2,5, trata-se de osteoporose; se for inferior ou igual a -2,5 com fratura(s), trata-se de osteoporose grave.[145]

Para combater a osteoporose, existem decocções, infusões, chás de ervas e geleias. Um bom remédio é uma decocção da parte aérea da cavalinha. Obtém-se mergulhando 40 g de planta num litro de água e deixando-a de molho durante cerca de 8 horas. A mistura é fervida durante um quarto de hora e deixada arrefecer durante 20 minutos. Em seguida, mistura-se com outro litro de água. A solução resultante deve ser tomada em 3 chávenas por dia durante um mês.

O chá de salva é feito fervendo uma pitada de folhas de salva numa chávena de água durante 3 minutos. A solução deve ser bebida duas vezes por dia. A urtiga é ao mesmo tempo remineralizante e regeneradora da matriz óssea, consolidando mesmo as fracturas. Tal como a cavalinha, contém sílica, mas actua mais no metabolismo ósseo do que na estrutura óssea. A infusão de 30 a 60 g de folhas por litro durante 10 minutos em água muito quente, mas não a ferver, constitui uma tisana. Um estudo realizado durante 5 anos com 1500 mulheres sugere que o consumo regular de chá ajuda a manter uma boa densidade mineral óssea. É importante notar que o alto teor de sílica do bambu significa que ele tem a capacidade de manter o metabolismo do cálcio e a fixação óssea, estimulando a síntese do colagénio ósseo. Além disso, este oligoelemento tem uma ação remineralizante. É portanto recomendado para lutar contra a desmineralização óssea (nomeadamente na coluna vertebral). Os rebentos podem ser consumidos e as cápsulas compradas, ao mesmo tempo que se consome cálcio. As cápsulas devem ser tomadas 3 vezes por dia com uma

---

[145] Sophie Laurent, "Les 10 oligo-éléments qui boostent la santé", *Femme Actuelle* 07/02 (2022) p.1-4.

refeição, se possível em combinação com cápsulas de Alfa. As cápsulas de bambu com óleo de fígado de bacalhau ajudam a fortalecer os ossos e a consolidar as fracturas. No entanto, o bambu não é recomendado para mulheres grávidas ou crianças com menos de 7 anos. O Lithothame é uma pequena alga marinha que cristaliza os minerais, nomeadamente o carbonato de cálcio. Ajuda a manter o equilíbrio ácido-base, pois o carbonato de cálcio é um anti-ácido e é facilmente assimilável. Favorece a remineralização óssea, assegurando o crescimento dos ossos e mantendo a sua resistência. As cápsulas de Lithothame devem ser tomadas 2 a 3 vezes por dia com água, duas por dose.
ovoide: Palavra híbrida formada a partir do latim ovum (ovo), e είδος, eidos (forma). Palavra derivada de ove, com o sufixo -oid. Diz-se de uma folha ou fruto que tem uma forma oval, como a de um ovo. Uma forma ovoide é uma forma oval tridimensional, ou uma forma que lembra um ovo. Em botânica, uma folha ou um fruto ovoide tem uma forma globular, orbicular, oval ou obovada. Se houver pouca diferença de diâmetro entre a base e o ápice, a forma é oblongoide.

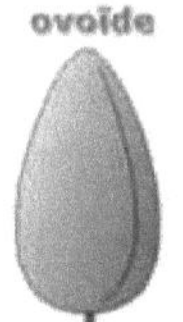

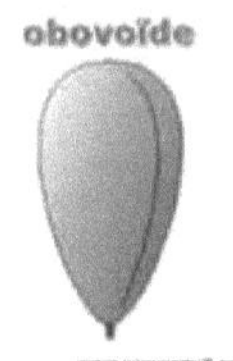

Comparação entre ovoide e obovoide :
palmito: Do espanhol palmito (palmite). É a medula comestível das palmeiras, que se parece com leite coalhado, é muito tenra e tem um sabor suave e agradável. É também conhecida como palmito.
palmitina: Derivado da palmite, com o sufixo -ine. É o triglicérido que se encontra no óleo de palma. A palmitina, descoberta por Berthelot, pode ser preparada artificialmente com ácido palmítico e glicerina. Para a extrair do óleo de palma, o óleo é submetido a uma pressão elevada para eliminar as gorduras líquidas e, em seguida, o resíduo é fervido várias vezes com álcool a 95 %. Os ácidos gordos livres dissolvem-se no álcool, enquanto a palmitina é insolúvel.
palmítico: De palmitina, suf. -ic, de palmite. O ácido palmítico é um ácido gordo descoberto pelo químico francês Edmond Frémy no óleo de palma saponificado. É um ácido gordo saturado, de origem animal ou presente em certos óleos vegetais, como o óleo de palma ou de coco, mas também em todos os óleos e gorduras de origem vegetal ou animal (carne, manteiga, leite, queijo). Exemplo: velas fabricadas a partir de ácido palmítico e parafina. A sua fórmula química é C16H32O2. São chamados "ómega 3" porque a sua estrutura química tem uma

caraterística comum: tem uma "insaturação" no terceiro carbono. Se quisermos ser mais precisos, os ómega 3 têm várias insaturações (diz-se que são poli-insaturados), a primeira das quais está presente no terceiro carbono. Os ácidos gordos ómega 3 são uma família de ácidos gordos essenciais. São ácidos gordos essenciais, necessários ao desenvolvimento e ao bom funcionamento do corpo humano, mas que o nosso organismo não consegue produzir.

panícula: Do latim panicula, de panus (fio de tecelão, fio em cacho, espiga com panículas). Em botânica, é a inflorescência composta, um conjunto de cachos. É a inflorescência de certas gramíneas que se apresenta sob a forma de um conjunto de espiguetas cujos eixos secundários, mais ou menos ramificados, diminuem da base para o topo do eixo central. É também conhecida como disposição em cacho. Exemplo: flores, frutos em panículas; o painço apresenta os seus grãos em panículas.

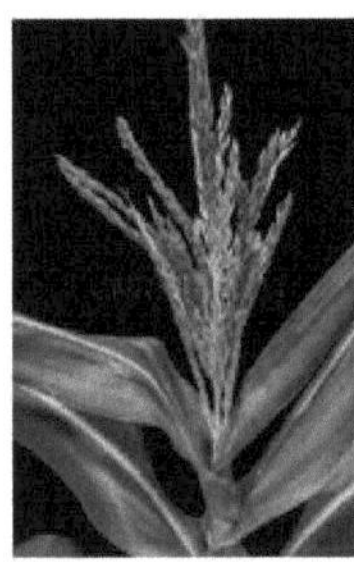
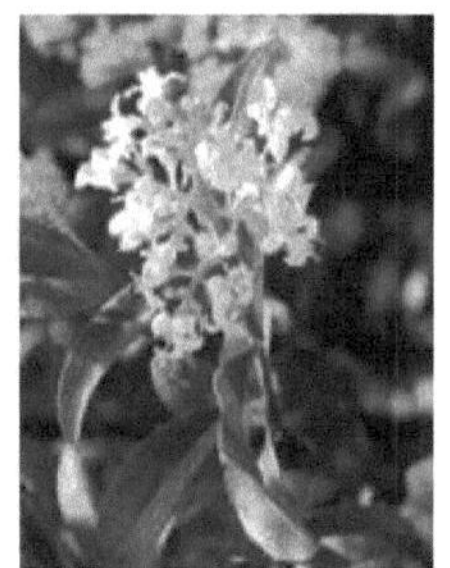
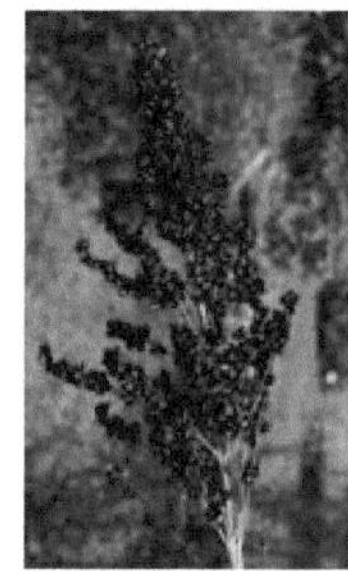

Panícula de milho Panícula de alfeneiro Panícula de Sorghum bicolor com grãos em maturação

pantoténico: do grego πάντοθεν, pántothen (em todo o lado). Refere-se à vitamina B $_5$, que se encontra de facto em quase todos os alimentos. Encontra-se em proporções particularmente concentradas nos rebentos, nos cereais integrais e nas variedades de urtiga.

paralisia: Do grego antigo παράλυσις, de παρά (indicando perturbação), e, λύσις, (dissolução). A paralisia ou plegia é uma perda de capacidade motora por redução ou perda de contratilidade de um ou mais músculos, devido a danos nas vias nervosas ou nos músculos: se o fenómeno for incompleto, chama-se paresia. A paralisia de origem nervosa pode ser central ou periférica. Algumas doenças metabólicas do sistema muscular podem causar paralisia sem lesões nervosas ou musculares (miastenia). O grau de paralisia é graduado de 0 a 5. No grau 0, não há contração (paralisia total ou plegia), enquanto no grau 1, há contração visível mas nenhum movimento. No grau 2, a contração permite o movimento na ausência de gravidade; no grau 3, a contração permite o movimento contra a gravidade; no grau 4, a contração permite o movimento contra a resistência; finalmente, no grau 5, a força muscular é normal. É feita uma distinção entre paralisia de origem central, devida a uma lesão no cérebro, no tronco cerebral ou na medula espinal: paraplegia; tetraplegia (ou tetraplegia); e paralisia de origem periférica, devida a uma lesão de uma ou mais raízes, ou de um ou mais nervos, por exemplo: paralisia radial; paralisia do nervo mediano (como na síndroma do túnel cárpico). A paralisia funcional afecta os movimentos coordenados para realizar um tipo de ação específico: por exemplo, a astasia-abasia (incapacidade de andar e de se manter de pé, mas que permite outros movimentos para além da marcha).

Paraestesia: Do grego antigo παραίσθησις, paraísthesis: παρά, pará (ao lado, anormal) e α'ίσθησις aísthêsis (sensação). É um distúrbio do sentido do tato que agrupa vários sintomas, cuja particularidade é ser desagradável mas não doloroso: formigueiro, formigueiro, dormência. Em termos médicos, trata-se de uma perturbação sensorial desagradável, não dolorosa, que dá a sensação de sentir algodão, e que pode ser acompanhada de anestesia, formigueiro, rigidez cutânea e, por vezes, de uma sensação de "quente-frio".

patologia: em grego antigo Παθολογία, pathologia, de πάθος, pathos (paixão, doença) e λόγος logos (doutrina, estudo, ciência). É a ciência cujo objeto é o estudo das doenças, nomeadamente das suas causas (etiologia) e dos seus mecanismos (fisiopatologia). Distingue-se da nosologia, que se ocupa da classificação das doenças. A patologia cardíaca é, portanto, o estudo das doenças do coração.

pedúnculo: Do latim pedunculus, diminutivo de pes, pedis (pé). Em botânica, é o caule ou a cauda de uma flor, após a fecundação, de um fruto, disjunto do caule da planta. É o eixo que sustenta uma flor ou um fruto. Os seus sinónimos são: pedicelo, cauda, caule.

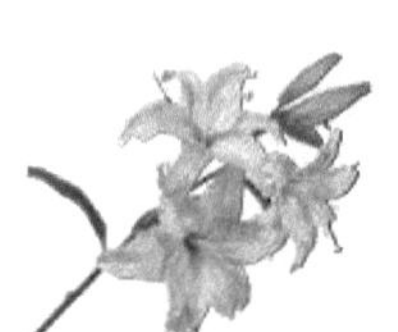

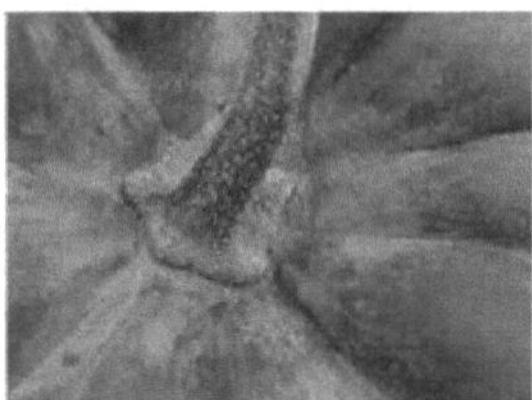

Talo de lírio Talo de abóbora

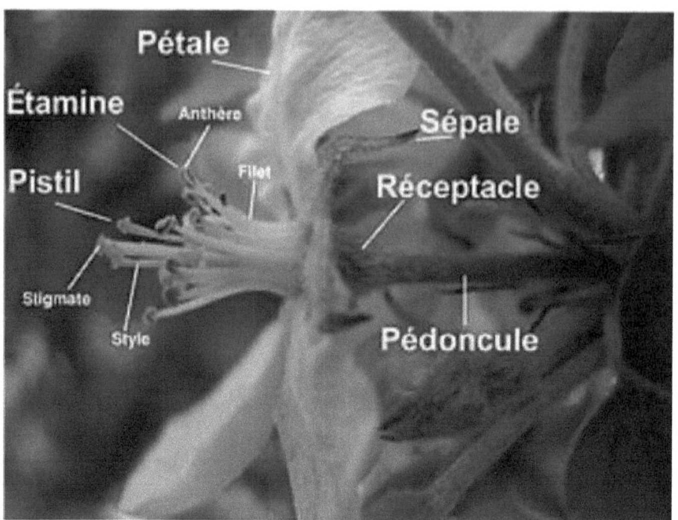

Flor de macieira

fenol: Do grego antigo φαίνω, phaino (brilhar) e -ol. O fenol, também conhecido como hidroxibenzeno, ácido fénico ou ácido carbólico, é composto por um anel fenilo e uma função hidroxilo. É a molécula mais simples da família dos fenóis. Em química orgânica, os fenóis são compostos constituídos por um anel de hidrocarboneto aromático (areno) e um ou mais grupos hidroxilo -OH ligados ao mesmo. Os polifenóis, compostos constituídos por mais de um anel fenólico, por exemplo, estão incluídos entre os fenóis. Alguns fenóis têm funções biológicas importantes (defesa bioquímica contra microrganismos e fungos nas plantas, em particular) em certas espécies, mas podem ser tóxicos para o homem e outras espécies animais. Quando se encontram anormalmente disseminados no ambiente, os fenóis são poluentes do ar, do solo ou da água.

flebite: Do grego antigo φλέψ, phleps (veia) com o sufixo médico -ite, indicando inflamação. A flebite, ou trombose venosa, ou tromboflebite é a formação de um coágulo sanguíneo (trombo) numa veia, bloqueando parcial ou totalmente a passagem do sangue. Em 90% dos casos, afecta a barriga da perna e a coxa. A trombose venosa superficial é uma complicação da insuficiência venosa. A flebite profunda, pelo contrário, resulta principalmente de uma hipercoagulabilidade. Os sintomas incluem uma sensação de peso na perna, edema numa só barriga da perna, endurecimento e inchaço da barriga da perna, que por vezes se estende até à coxa, e uma coloração azulada/púrpura da zona afetada. Ao contrário das varizes simples, a flebite pode ter consequências graves quando se complica com a migração de um coágulo de sangue para os vasos pulmonares.

porfiria: Do grego πορφύρα, porphúra (púrpura). [146]É uma doença hereditária causada por uma anomalia na síntese do heme , um pigmento da hemoglobina, que leva a uma acumulação de porfirinas nos tecidos e a uma sensibilidade exacerbada à luz solar, provocando lesões cutâneas. É também um grupo de doenças raras caracterizadas pela acumulação de porfirinas no organismo, afectando a pele e o sistema nervoso. As porfirinas são os principais precursores do hemo, um pigmento que contém ferro e que é vital para todos os órgãos do corpo. A porfiria aguda induz ataques intermitentes de sintomas abdominais, mentais e neurológicos. Estes ataques são normalmente desencadeados por medicamentos sujeitos a receita médica (incluindo contraceptivos orais), álcool, tabaco e outros factores como o jejum, infecções ou stress. Para cada tipo de porfíria aguda, é alterado um gene diferente. Esta mutação é herdada. Como resultado, uma pessoa com porfiria aguda terá frequentemente membros da família que são portadores "saudáveis" do mesmo gene mutado. A porfiria cutânea (PC) é a porfiria mais comum, afectando cerca de um em cada 25.000 habitantes. Na PC, as porfirinas são produzidas em excesso no fígado, acumulando-se por todo o corpo e fazendo com que a pele se torne frágil e sensível à luz. A porfiria aguda intermitente deve-se a uma deficiência na enzima porfobilinogénio desaminase (também conhecida como hidroximetilbilano sintase), que provoca uma acumulação dos precursores das porfirinas, o ácido delta-aminolevulínico e o porfobilinogénio, inicialmente confinados ao fígado. As porfírias agudas são doenças genéticas raras que se manifestam por sintomas neurológicos e sistémicos, incluindo dor abdominal, hiponatremia e convulsões.

A porfiria hepática manifesta-se através dos seguintes sintomas: dores abdominais, por vezes agudas ou associadas a dores lombares que irradiam para as coxas; náuseas, vómitos; obstipação; confusão, convulsões, perda de sensibilidade e fraqueza muscular; perturbações psiquiátricas (depressão, perturbações do humor, ansiedade, irritabilidade), aumento da frequência do pulso e da pressão arterial; coloração anormal da urina; aparecimento de alterações cutâneas (feridas e lesões). Os ataques são muitas vezes desencadeados por factores de risco externos: medicamentos contra-indicados no caso desta doença (conhecidos como medicamentos porfirinogénicos); consumo de álcool; infecções recorrentes; dieta hipocalórica sem supervisão médica; stress, choque emocional.

Em caso de crise aguda, o tratamento consiste numa injeção de hemina humana

[146] heme: substância do sangue que contém ferro e porfirina e que tem por função o transporte dos gases sanguíneos.

e/ou numa infusão de hidratos de carbono. Esta molécula de hemina humana regula a produção de hemina inibindo a produção excessiva de uma enzima, impedindo assim a acumulação de precursores neurotóxicos. [147]A gestão terapêutica global inclui evitar os factores desencadeantes e proteger a pele da luz para a proteger das afecções cutâneas.

profilaxia: Do grego antigo προφυλακτικός, prophulaktikós (que protege, preserva; proctector), de προφύλαξη, prophylaxê (proteção, prevenção). É a precaução própria para preservar de uma doença. [148]A profilaxia, também conhecida como medidas profiláticas, refere-se ao processo ativo ou passivo que visa prevenir o aparecimento, a propagação ou o agravamento de uma doença , em oposição à terapia curativa, que visa curá-la.

proteína: Do grego antigo πρωτείον, *prôteíon* (muito primeiro) com o sufixo -ine. Sob uma grande variedade de formas, as proteínas desempenham um papel essencial na manutenção e renovação dos tecidos, e desempenham muitas funções a nível celular: construção, funcionamento, defesa. As proteínas são cadeias de aminoácidos que se encontram nos músculos, na pele, nas unhas, nos cabelos, no sangue, em muitas hormonas, nas enzimas e nos anticorpos e que são necessárias para o crescimento, a reparação e a defesa dos tecidos do organismo. Têm várias caraterísticas, nomeadamente: macronutrientes essenciais à vida; compostos de aminoácidos, essenciais e não essenciais, que definem a qualidade da proteína; as proteínas animais e as proteínas vegetais encontram-se nos alimentos; desempenham uma grande variedade de funções no organismo (enzimas, transporte, estrutura dos tecidos, etc.). No seu papel energético, fornecem energia, ou seja, 4 calorias por grama. Tal como as gorduras e os hidratos de carbono, as proteínas são macronutrientes essenciais para o organismo. A proteína C-reactiva (ou PCR) é uma proteína sintetizada pelo fígado durante a inflamação. A medição da PCR é muito comum durante uma análise ao sangue, uma vez que mostra se o corpo está a lidar com um ataque. Existem mais de 20 aminoácidos naturais nas proteínas alimentares, nove dos quais são aminoácidos importantes que o organismo não consegue fabricar. Por conseguinte, devem ser obtidos através da alimentação. Os outros aminoácidos não são essenciais porque o organismo pode produzi-los. Algumas

[147] "Porfiria hepática aguda: sintomas e tratamento desta doença rara", Passeport Santé, consultado em 29/07/2023 (https://www.passeportsante.net/fr/Maux/Problemes/Fiche.aspx?doc=acute-hepatic-porphyria-symptoms-treatment-this-rare-disease) p. 1-4.

[148] Centre National de Ressources Textuelles et Lexicales (CNRTL), "Definition of prophylaxis", Co-consultado em 30/06/ 2023 (https://www.cnrtl.fr/definition/academie9/prophylaxie).

proteínas são enzimas digestivas que permitem a assimilação das moléculas alimentares, enquanto outras formam anticorpos e permitem ao organismo defender-se das agressões externas. Constituem também a base da hemoglobina e de certas hormonas.
As proteínas formam uma grande família: *aminoácidos*, péptidos e *proteínas.* São também chamados de *compostos azotados* porque todos contêm azoto. O alimento com maior teor de proteínas é a spirulina, que fornece 57,5 g de proteínas por 100 g de 30 alimentos. Por exemplo, o bacalhau salgado seco: 47,6 g, a carne de veado: 38,9 g. Devido à sua origem, existem dois tipos de proteínas: as animais e as vegetais. Em química, o termo protídeo é utilizado para designar os aminoácidos e todos os seus derivados: oligopeptídeos, polipéptidos, proteínas, etc. As proteínas são muitas vezes erradamente designadas por "proteínas". Na realidade, as proteínas são uma grande família que agrupa várias moléculas, incluindo as proteínas. O ADN está localizado no núcleo da célula, enquanto a síntese proteica tem lugar no citoplasma. Existe um intermediário capaz de se deslocar do núcleo para o citoplasma para transportar a informação genética para a maquinaria de síntese proteica. Este intermediário chama-se ARN mensageiro. Recomenda-se a ingestão diária de proteínas animais: carne, peixe e ovos, com um consumo elevado de proteínas. As proteínas são completas porque fornecem todos os aminoácidos essenciais, como os ovos.
pirexia: do grego antigo πυρεσσειν, puressein (ter febre), de πυρ, pyr (fogo, febre). É um estado febril e, inversamente, a apirexia é sinónimo de ausência de febre. A febre é definida como um aumento da temperatura corporal superior a 38°C. Entre 37,7°C e 37,9°C, chama-se febril. A temperatura pode ser medida no reto, a medida mais fiável, mas também na axila (adicionar 0,5°C) e na boca (adicionar 0,4°C). Deve ser feita uma distinção entre febre e lihipertermia, ambas causam um aumento da temperatura corporal, mas resultam de mecanismos diferentes. [149]A febre é um fenómeno patológico desencadeado, em determinados contextos, por substâncias chamadas pirogénios.
raiz: Do baixo latim radĭcĭna, diminutivo do latim radix (raiz, base, fonte, fundamento) do qual provém o francês antigo rais (raiz) que dá origem ao rábano e ao rabanete. É geralmente o órgão subterrâneo das plantas vasculares que as fixa ao solo e lhes fornece água e sais minerais. Existem quatro tipos de raízes: as raízes de estacas, que sustentam o tronco acima do solo ou da água

[149] "Pirexia e apirexia", Ooreka Santé, acesso em 18/06/2023 (https://premiers- secours.ooreka.fr/astuce/voir/724289/pyrexie-et-apyrexie) 1-2.

(mangue); as raízes aéreas (orquídeas epífitas); as raízes de lianas (banyan); as raízes de ventosas (baunilha).

A rinofaringite (ou nasofaringite, vulgarmente conhecida como constipação comum) é uma infeção frequente e geralmente benigna das vias respiratórias superiores (cavidade nasal e faringe) por um vírus, principalmente picornavírus (incluindo rinovírus), adenovírus ou coronavírus. Os principais sintomas da constipação comum são a rinite (espirros, congestão e secreção nasal de muco), uma tosse seca ou produtiva pouco frequente e tardia, faringite, conjuntivite, catarro, fadiga dores de cabeça, mas geralmente sem febre (se houver, especialmente nas crianças, onde é comum, não excede 38,5 - 39°C), perda de apetite e dor difusa (em metade dos casos). É a infeção respiratória mais comum nas crianças pequenas.

Reumatologia: Do grego antigo ρεύμα, rheûma, depois do latim rheuma (fluir, fluir), e do λόγος logos (doutrina, estudo, ciência). É uma especialidade médica que se ocupa do diagnóstico e tratamento de doenças do sistema músculo-esquelético, ou seja, doenças dos ossos, articulações, músculos, tendões e ligamentos. As doenças podem ser divididas nos seguintes grupos: osteoartrose, osteoporose, gota, lombalgia, artrite reumatoide e espondiloartrose.

Reumatologista: Do grego antigo ρεύμα, rheûma depois do latim rheuma (fluir, fluir). e do λόγος logos (doutrina, estudo, ciência). É o médico especializado em reumatologia, também trata certas condições neurológicas periféricas, como ciática e, especialmente, todos os reumatismos inflamatórios e doenças auto-imunes que podem ter muitas manifestações extra-articulares: pele, olhos, rins, pulmões.

frio: Do baixo latim rheuma (água corrente, fluxo marinho ou catarro). O termo em si é emprestado do grego ρεύμα (fluxion), de ρείν (fluir). Para além da rinofaringite, o termo também pode referir-se à rinite causada pela febre dos fenos (rinite alérgica), alergia ao pólen, constipação comum (coriza) e outros tipos de infeção, como a sinovite (constipações da anca).

esclerose: Do grego antigo σκλήρωσις, esclerose (endurecimento). É o endurecimento patológico de um órgão ou tecido ou lesão causado pela formação excessiva de colagénio (desenvolvimento anormal de elementos conjuntivos fibrosos) ou, no caso do sistema nervoso, desmielinização. Trata-se de uma lesão elementar em patologia dermatológica. Pode envolver um endurecimento anormal da pele. Pode ser localizada ou generalizada a todo o tegumento cutâneo. A esclerose é frequentemente secundária a processos mecânicos, químicos ou físicos. A natureza primitiva da esclerose cutânea é observada na esclerodermia. A esclerose é também uma técnica de tratamento utilizada em flebologia, em que um produto esclerosante é injetado em varizes

ou veias varicosas para as neutralizar.
escorbuto: é uma doença causada por uma carência de vitamina C (ácido ascórbico) que, nas formas mais graves, provoca o desprendimento dos dentes, gengivas purulentas, hemorragias e, por fim, a morte.
Escorpioide: Do grego Skorpion, scorpion (escorpião) e eidh, eidè (forma, aparência). Em botânica, refere-se a uma planta leguminosa com uma vagem espinhosa e enrolada que tem alguma semelhança com a cauda de um escorpião. Também é utilizada para descrever uma planta usada para fazer um remédio para picadas de escorpião.

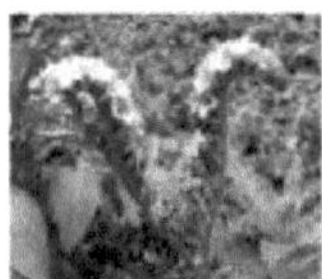 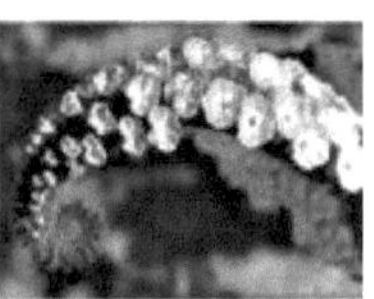

A inflorescência escorpioide
de Heliotropium indicum

E um órgão escorpioide tem uma forma enrolada como a cauda de um escorpião ou um báculo. Escorpioide designa um cimema uniparético em que um único botão assume o crescimento do eixo e sempre do mesmo lado, fazendo com que o cimema se enrole como uma cauda de escorpião. A ponta de um ramo de feto é frequentemente escorpioide. Um cime escorpioide é aquele em que o eixo é curvo e as flores aparecem em duas filas e em lados alternados do eixo (como no miosótis). Pode ser : uma inflorescência cimosa unilateral, enrolada de modo a assemelhar-se à cauda de um escorpião; uma inflorescência cimosa bilateral, enrolada de modo a assemelhar-se à cauda de um escorpião, com flores simples alternadas à direita e à esquerda; inflorescência em ziguezague, com ramos que se desenvolvem alternadamente em lados opostos da ráquis; circinada na ponta (como os racemos unilaterais); cimosa e unilateral, enrolada de modo a assemelhar-se à cauda de um escorpião, como nas Boraginaceae.

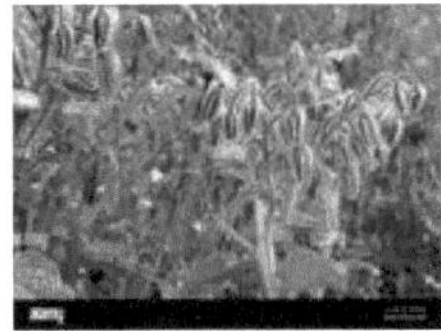 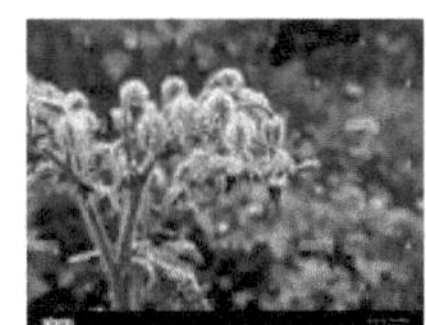 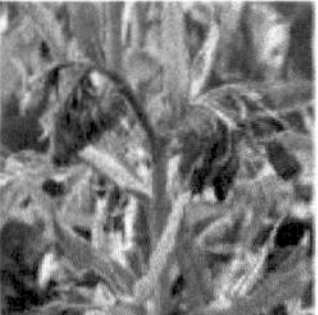

Forma de cimeira escorpioide.

sépala: Do latim sepalum, do grego antigo σκέπη, skepê (cobertura) com o final grego πέταλον, petalon (folha). Em botânica, refere-se a cada uma das partes que formam o cálice (verticilo externo) de uma flor. É cada um dos elementos foliáceos, geralmente verdes, cuja união compõe o cálice e sustenta a corola da flor. O cálice pode ser sinadelfo ou idiadelfo (monopélico ou polissepálico) e cada uma destas divisões, consideradas separadamente, é designada por sépala. As sépalas podem ser dentadas, erectas, livres ou fundidas. Este nome é mais utilizado para as divisões do cálice idiadelfo; as divisões do cálice sinadelfo, designadas pelos botânicos por dentes ou lóbulos, são, no entanto, sépalas fundidas numa parte do seu comprimento. A flor do pinhão-manso, por exemplo, é actinomorfa, unissexual, com um cálice de 5 sépalas e uma corola de 5 pétalas livres.

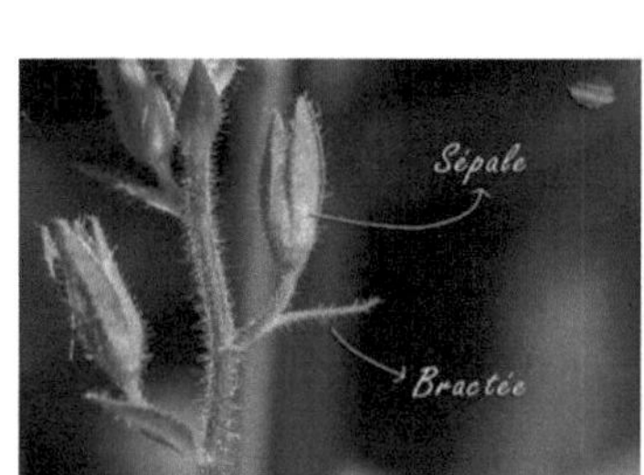

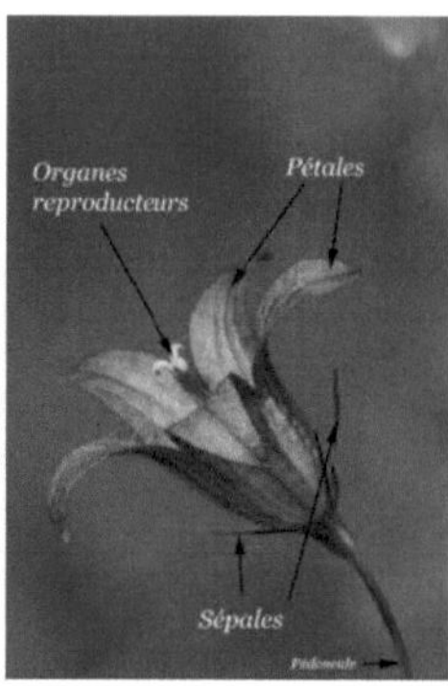

sialagogo: Do grego antigo σίαλον, sialon (saliva) e αγωγός agôgos de αγειν, agein, (que traz, que conduz). Em farmacologia, refere-se ao fármaco que estimula a secreção salivar.

espasmo: Do latim spasmus, do grego σπασμός, de σπάω (puxar, contrair). Contração patológica dos músculos e especialmente dos músculos lisos. Os espasmos mais frequentes são os dos órgãos ocos e esfíncteres: aparelho digestivo, aparelho urinário e aparelho respiratório.) *espasmódico*: do latim spasmus, do grego σπασμός, spasmos de σπάω, spao (puxar, contrair). Que é da natureza do espasmo, que é causado, marcado, afetado por espasmos, contrações musculares.

squamiforme: Do latim squama (escama), com o sufixo -forma. Em botânica, refere-se às folhas semi-amplexicaules, curtas, largas, semelhantes a escamas dos nectários, que têm a forma de uma das escamas, não diferindo das escamas ou brácteas da periclina.

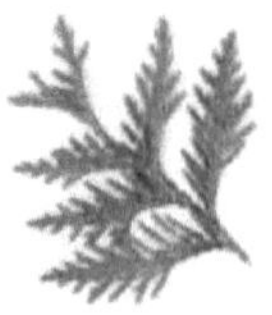

folha (ou escama) escamiforme

Esteroide: do grego στερεός, stereós (sólido, firme, duro, resistente, cruel, áspero, difícil). É um nome genérico para as hormonas derivadas dos esteróis, segregadas pelas glândulas endócrinas (glândulas adrenocorticais, glândulas genitais [testículos e ovários], placenta). É também um corpo derivado dos esteróis, não saponificável, insolúvel em água e solúvel em solventes orgânicos, caracterizado por um núcleo tetracíclico. Em bioquímica, é um lípido derivado dos triterpenóides (lípidos com 30 átomos de carbono), principalmente do esqualeno, e caracteriza-se por um núcleo com quatro anéis de carbono hidrofóbicos ciclopentanofenantrénicos derivados de um esterano, o colesterol, parcial ou totalmente hidrogenado. Existe um grande número de esteróides anabolizantes utilizados ilegalmente, dos quais os mais utilizados atualmente são a testosterona, o estanozolol, a metandienona, a nandrolona e o oxandrolol - as substâncias são injectadas ou tomadas por via oral. Os esteróides anabolizantes são utilizados principalmente para favorecer o crescimento dos animais de criação. Por vezes, são prescritos aos seres humanos para tratar o atraso da puberdade, certos tipos de impotência e a perda de peso devida à SIDA e a outras doenças causadas *por esteróis*. Em bioquímica, o esterol é o álcool policíclico complexo que se encontra nos animais, plantas e fungos. Trata-se de um lípido com um anel esterano cujo carbono 3 contém um grupo hidroxilo. Os esteróis são considerados uma subclasse dos esteróides. O colesterol (em todos os eucariotas) e os polisteróis (principalmente nas plantas) são esteróis presentes nas membranas celulares e desempenham um papel central em muitos processos bioquímicos. Nos animais, o colesterol é vital para o funcionamento das células e é um precursor das vitaminas lipossolúveis e das hormonas esteróides. Os esteróis estão presentes em pequenas quantidades em determinados vegetais (cereais, óleos vegetais, legumes, frutos, nozes, etc.) e são, por conseguinte, naturalmente fornecidos pela alimentação habitual, mas em quantidades muito reduzidas (400 mg/dia em média).

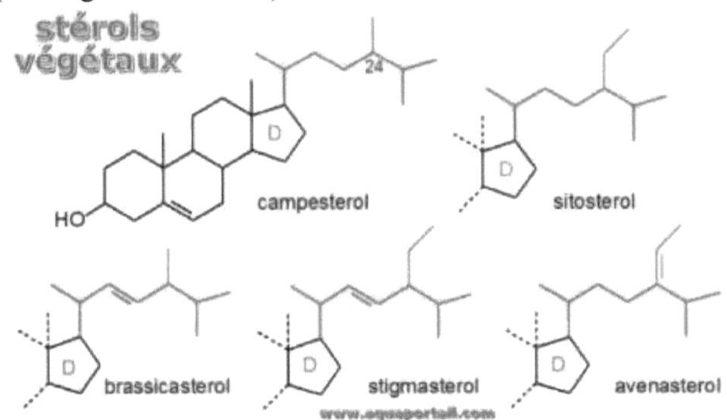

Estrutura molecular dos esteróis

Com uma estrutura bioquímica muito semelhante ao colesterol, os esteróis vegetais desempenham um papel semelhante ao do colesterol nos seres humanos na manutenção da integridade estrutural e funcional das membranas celulares. Nos seres humanos, a absorção intestinal de esteróis vegetais é baixa. Os esteróis vegetais ligam-se às micelas que transportam o colesterol no intestino, reduzindo a sua absorção por competição. [150]O colesterol não absorvido é então eliminado nas fezes, levando a uma redução do colesterol LDL (conhecido como "mau" colesterol) no sangue.
estomacal: Em grego antigo στομαχικός, stomakhikós (do estômago, bom para o estômago), derivado de στόμαχος, stómakhos (esófago). Refere-se àquilo que é benéfico para o estômago, que ajuda a digestão.
sintoma: Em grego antigo σύμπτωμα, acidente; de σύν, syn- (com), e πίπτειν, piptein (cair).A palavra σύμπτωμα / símptoma, em grego, significa encontro, coincidência; deriva do verbo συμπίπτω / sumpíptō (ocorrer ao mesmo tempo, encontrar-se, coincidir), com o sufixo -μα / -ma. Um sintoma é originalmente "aquilo que ocorre junto", aquilo que "co-incide", no sentido literal da palavra. Em medicina, um sintoma ou sinal funcional é um sinal que representa uma manifestação de uma doença, tal como observada num doente. São sinais clínicos de alerta de que o doente se queixa (por exemplo, dor, tosse, tonturas ou tristeza). Podemos distinguir: sinais físicos, descobertos através do exame do doente: contratura abdominal, sopro; certos sinais gerais: febre, hipertensão arterial; sinais paraclínicos obtidos com a ajuda de exames complementares: sinais radiológicos após radiografias, sinais biológicos após amostras.
terpenos: Do alemão Terpen de das Terpentin (a terebintina). Os terpenos são uma classe de hidrocarbonetos produzidos por muitas plantas, nomeadamente coníferas. São os principais componentes da resina e da essência de terebintina produzida a partir da resina. Os terpenos são metabolitos secundários que também se encontram nos metazoários (feromonas e hormonas sesquiterpénicas nos hexápodes, diterpenos nos organismos aquáticos (cnidários, esponjas).
tónico: Em grego antigo τονικός, tonikós (tom, tónus). Refere-se àquilo que tem uma tensão elástica, falando de tecidos, músculos, aquilo que oferece renitência e elasticidade, que fortifica, estimula o organismo: um fortificante, um estimulante, um tónico. Em patologia, fala-se de espasmos tónicos quando se trata de contracções regulares ainda sujeitas à vontade, por oposição aos

---

[150] *As lipoproteínas de baixa densidade* são um grupo de lipoproteínas de diferentes tipos e tamanhos (18 a 25 nm de diâmetro). A sua função é transportar o colesterol, livre ou esterificado, no sangue e em todo o corpo para as células. As LDL são produzidas pelo fígado a partir das *lipoproteínas de baixa densidade* (*VLDL*). Contêm a apolipoproteína *B-100*, uma monocamada de fosfolípidos, triglicéridos e vitaminas antioxidantes lipossolúveis (vitamina E e carotenóides).

espasmos clónicos. Os medicamentos que têm a capacidade de estimular lenta e insensivelmente a ação orgânica dos diferentes sistemas da economia animal, e de aumentar a sua força de forma duradoura, são também chamados tónicos. A cinchona, por exemplo, é um tónico.

terpenóide: Do alemão Terpen (de "das Terpentin", terebintina) e do grego terpen, terpen e eidoV, eidos (aspeto, forma). É uma molécula orgânica de ocorrência natural pertencente à família dos terpenos. Estes compostos são derivados do isopreno, um hidrocarboneto insaturado. Caracterizam-se pela sua estrutura cíclica e pela sua diversidade química. São responsáveis pelos aromas e sabores de muitas plantas, como os frutos, as flores e as especiarias. Alguns têm propriedades anti-inflamatórias, antimicrobianas ou antioxidantes. Os terpenos são hidrocarbonetos básicos, enquanto os terpenóides contêm grupos funcionais adicionais. Estes lípidos podem ser encontrados em todas as classes de seres vivos e constituem o maior grupo de produtos naturais. Contribuem para a fragrância do eucalipto, o sabor da canela, do cravinho e do gengibre e a cor amarela das flores. Os terpenóides conhecidos incluem o citral, o mentol, a cânfora e os canabinóides presentes na planta da canábis. Os terpenóides podem ser considerados como terpenos modificados, com grupos metilo adicionados ou removidos, ou átomos de oxigénio adicionados (alguns autores utilizam o termo "terpeno" de forma mais ampla, incluindo os terpenóides). Tal como os terpenos, os terpenóides podem ser classificados de acordo com o número de unidades isoprénicas e o número de átomos de carbono C5n: hemiterpenóides, 1 unidade isoprénica, em C5; monoterpenóides, 2 unidades isoprénicas, em C10; sesquiterpenóides, 3 unidades isoprénicas, em C15; diterpenóides, 4 unidades isoprénicas, em C20 ; sesterterpenóides, 5 unidades isoprénicas, em C25; triterpenóides, 6 unidades isoprénicas, em C30; tetraterpenóides, 8 unidades isoprénicas, em C40; politerpenóides com maior número de unidades isoprénicas.

Therapeutik: Do grego antigo θεραπευτικός, therapeutikós (atento, útil, curativo, manutenção, tratamento, cuidado do corpo, cuidados médicos, tratamentos, preparação de um remédio). De qerapeuin therapeuein (curar). A medicina é o estudo e o ensino da forma de tratar as doenças e de curar e aliviar os doentes. É também o conjunto de métodos utilizados para combater as doenças e restaurar e preservar a saúde. O seu sinónimo é terapia.

Terófito: Do grego antigo θέρος, theros (verão; boa estação) e φυτόν, phutón (planta). São plantas de ciclo anual que sobrevivem à estação má como sementes, sendo todas as partes vegetativas destruídas por dessecação devido à geada ou à seca. São plantas anuais de verão ou de inverno e desenvolvem-se rapidamente.

trombose: grego θρομβός, thrombós (grão arredondado, coágulo), e o sufixo -ose doença. É a formação anormal de um coágulo sanguíneo no lúmen de um vaso arterial (exemplo: trombose coronária), venoso (exemplo: tromboflebite dos membros inferiores) ou numa cavidade do coração com uma reação inflamatória e dolorosa local. A trombose venosa pode ser superficial, quando afecta as pequenas veias localizadas entre a pele e os músculos, ou profunda, quando envolve uma veia maior. A trombose celebral é uma obstrução causada por um coágulo sanguíneo que migrou para uma artéria cerebral, provocando uma isquémia dos tecidos a jusante e um acidente vascular cerebral.
caule: Do latim tibia (flauta, osso principal da perna). Em botânica, é a parte de uma planta que emerge da terra e da qual nascem os ramos, as folhas, as flores e os frutos. Órgão vegetal em forma de eixo que liga os seus órgãos de base: folhas e raízes. Existem três tipos de caules: caules aéreos, caules subterrâneos e caules aquáticos.
tisana: Do lat. ptisana, tisana (cevada descascada; decocção de cevada), do grego antigo πτισάνη, ptisáne (caldo de aveia), sendo a decocção de cevada, na medicina antiga, um dos principais remédios contra a febre e servindo de base para infusões ou decocções de plantas. Trata-se de uma bebida obtida por maceração, infusão ou decocção em água de plantas que possuem frequentemente propriedades medicinais. Exemplos: chá de cevada, chá de caule de cerejeira, chá de neem, chá de quinqueliba; chás calmantes, calmantes, depurativos, diuréticos, emolientes, purgativos, refrescantes, sudoríficos; chá de limão.
tripanocida: Do grego antigo τρύπανον trúpanon (instrumento para perfurar, broca, trépano), latim cædere (golpear, bater, quebrar, dividir, abater, matar, massacrar). Usado para descrever um medicamento ativo contra a tripanossomíase. Na tripanossomíase africana, a suramina sódica ou a pentamidina são utilizadas por via parentérica na fase linfático-sanguínea; o melarsoprol, que contém arsénio trivalente, especialmente na fase de meningoencefalite; e a difluorometilornitina (DFMO), um inibidor da ornitina descarboxilase, pode ser combinada com o nifurtimox. Na tripanossomíase sul-americana, são utilizados dois derivados de nitro-heterociclos: o niflurtimox e o benznidazol, administrados por via bucal e activos apenas durante a fase aguda.
Varizes: É a dilatação permanente de uma veia, produzida pela acumulação de sangue na sua cavidade, mais frequentemente num membro inferior. As varizes dos membros inferiores são veias subcutâneas dilatadas com um diâmetro superior a 3 mm. As varizes são geralmente sinuosas. São o local de refluxo do sangue.
vermífugo: Do latim vermis, (verme) e -fuge, fugare (caçar). Medicamento que

destrói ou expulsa os vermes intestinais. Sinónimos.

xantona: Do grego antigo ξανθός, *xanthós* (amarelo), uma vez que estas moléculas são de cor amarela. Em química, esta palavra no singular refere-se a uma substância com a fórmula bruta $C_{13}H_8O_2$, é o líder de muitas outras moléculas encontradas em várias plantas: xantonas no plural, ou xantanóides. Xantona é também **o nome da dibenzo-γ-pirona e, por extensão, de todos os compostos com este esqueleto. As xantonas naturais são pigmentos polifenólicos vegetais de de cor amarela, presentes no estado livre ou sob a forma de heterósidos (*O-* e *C-heterósidos*). Encontram-se, nomeadamente, nas *Gentianaceae* (por exemplo, a genciana) e nas *Clusiaceae* (por exemplo, o mangostão, *Garcinia mangostana* L., cujo fruto, o mangostão, contém muitas xantonas).**

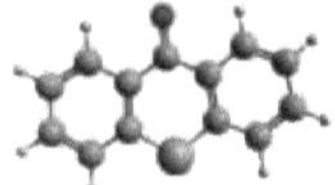

Molécula de xantona

Os xantonóides ou xantonas são uma classe de fenóis naturais cuja estrutura deriva da xantona. São pigmentos amarelos naturais presentes em muitas plantas, nomeadamente nas flores. Encontram-se, nomeadamente, nos membros da família Clusiaceae. Pensa-se que alguns xantonóides possuem propriedades anti-inflamatórias, antiespasmódicas, antidiuréticas e anti-sépticas. Alguns exemplos incluem : tomentonona, zeyloxanthonone e calozeyxanthonone isoladas da casca de *Calophyllum tomentosum,* uma planta com flor do Sri Lanka; apetalinonas A, B, C e D encontradas em *Calophyllum apetalum*; gaudichaudiones A, B, C, D, E, F, G e H, ácidos gaudichaudiicos A, B, C, D e E, ácido morélico e forbesiona em *Garcinia morella*; metilswertianina e belidifolina em Swertia punicea; psorospermina em *Psorospermum febrifugum*; cassiaxantona em *Cassia reticulata.* É importante sublinhar a existência de xantonas citotóxicas (gamogina, morelina, dimetilacetal, isomreollina B, ácido morólico, ácido gambogénico, gambogenina, isogambogenina, desoxigambogenina, dimetilacetal gambogenina, ácido gambogélico, isomerelina, ácido morélico, desoximorelina e nanburina) que foram isoladas do látex de *Garcinia hanburyi.* As xantonas têm propriedades antioxidantes, anti-cancerígenas, anti-inflamatórias, anti-alérgicas e anti-microbianas (bactérias, fungos e vírus).

xerófilo: Do grego antigo ξερος, xeros (seco) e φιλος, philos: amigo). Refere-se a organismos extremófilos que vivem em ambientes muito pobres em água. Incluem bactérias, fungos, plantas (por vezes chamadas xerófitas), insectos, nemátodos e o camarão Artemia salina, que pode tolerar a dessecação extrema. A teminologia é especialmente utilizada para plantas em ambientes extremamente secos, em solos muito pobres, formados em camadas superficiais, ou em solos que estão secos devido à falta de substrato ou devido ao clima. As plantas xerófilas incluem: aloé, agave, opuncias, cato vela, almofada da sogra, garra de bruxa, lithops, bem como plantas caudex, baobá e mandioca.

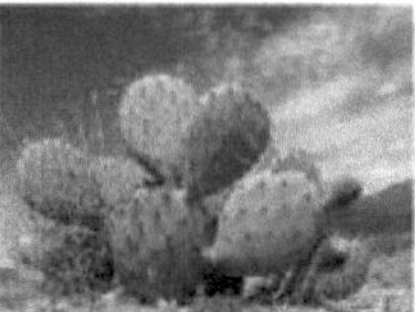

Gamm vert

CONCLUSÃO

O *baobá* de Fon *Kpassa*, a não científica *Adansonia digitata*, encontra-se em África, Madagáscar, nas ilhas do Oceano Índico, na Austrália e nas Caraíbas. O tronco, com os seus tecidos esponjosos, pode armazenar até 100.000 litros de água para comunidades sedentárias e tribos nómadas. É rico em proteínas, lípidos, hidratos de carbono, mucilagem, vitaminas A, B1, B2, B6 e C, aminoácidos essenciais e minerais como o sódio (Na), o magnésio (Mg), o cálcio (Ca), o potássio (K) e o ferro (Fe). Contém igualmente flavonóides e ácidos fenólicos. É antioxidante e inibidor da atividade enzimática, anticancerígeno, antimicrobiano e anti-inflamatório, antisickling, antibacteriano, antidiabético, antirreumático, antitripanossoma, artrítico, antioxidante, antiviral, analgésico, antipirético, diurético e hepatoprotector, tónico/estimulante, antidiarreico, antientérico, antipirético, Os seus extractos são eficazes contra a fadiga, a inapetência, a diarreia, a enteralgia, as infecções nasofaríngeas, as perturbações circulatórias (hemorróidas), a hemoptise, as picadas de insectos e as dermatites. Desempenha um papel simbólico e ritual na mística da saúde e na procura da fertilidade.

A polpa é utilizada em diversas preparações pelas suas propriedades aglutinantes, espessantes e acidificantes, na composição de numerosas preparações à base de cereais, como papas ou cuscuz (por exemplo, "mutchoyan" no Benim ou "ngalakh" no Senegal), molhos ou cremes de acompanhamento (por exemplo, creme doce à base de amendoins torrados e triturados no Senegal). É por vezes utilizada para coagular o leite, para ativar a fermentação alcoólica de bebidas à base de sumo de cana ou de cervejas de cereais, ou para engrossar preparações doces cozinhadas à base de frutos locais (manga, laranja, ditax, etc.). É adicionada ao leite para fazer bebidas doces ricas em vitamina C ou sorvetes. O pó das sementes pode ser utilizado como substituto do café. O óleo de sementes tem um lugar especial na cozinha. Quando esmagadas, as sementes são utilizadas como espessante em muitos molhos e sopas, ou em combinação com outros ingredientes, como amendoins e sementes de sésamo. Também são utilizadas para fazer cremes doces. As folhas jovens são consumidas cruas ou cozidas como legumes em molhos para acompanhar o cuscuz, o arroz ou outros pratos à base de cereais, como o painço, o sorgo ou o milho. As folhas secas em pó são utilizadas como agente aglutinante na preparação de cuscuz de painço.

BIBLIOGRAFIA

6.1 Monografias

Assogbadjo A.E., *Importance socio-économique et étude de la variabilité écologique, morphologique, génétique et biochimique du baobab (Adansonia digitata L.) au Bénin.* Tese de doutoramento. Faculdade de Engenharia de Biociências, Universidade de Ghent, Bélgica (2006) 213 p.

Boullard Bernard , *Plantes & Champignons*, Éditions Estem, 1997, 878 p.

Codjia T. C. et als, *Le baobab, une espèce à usage multiple au Bénin.* Cotonou, Benim, 2001.

Colasanti J. et al, *The maize floral transition (A transição floral do milho). Bennetzen JL*, (2009) (eds) Handbook of Maize: Its Biology, Springer, New York, USA, p 41-55.

Diop Aidda Gabar, *The African baobab (Adansonia digitata L.): main characteristics and uses* Cambridge University Press, (2006).

Hitchcock, A. S.. 1971, *Manual of the grasses of the United States. Courier Corporation, Departamento de Agricultura dos EUA* (1971).

Norman M. J. T. et als, *The ecology of tropical food crops*. Cambridge University Press (1995).

Norman M. J. T. et als, *The ecology of tropical food crops*. Cambridge University Press (1995).

Ogbaga C. C. et als, *Phytochemical, Elemental and Proximate Analyses of Stored, Sun-Dried and Shade-Dried Baobab (Adansonia Digitata*) Leaves. 2017

.

Sidibe M. et als, *Adansonia Digitata L. Fruits for the future 4. Centro Internacional de Culturas Subutilizadas (ICUC): Universidade de Southampton, Southampton*, Reino Unido 2002.

Sidibe M. et als, *Baobab, Adansonia Digitata L. Fruits for the future 4. Centro Internacional de Culturas Subutilizadas (ICUC)*: Universidade de Southampton, Southampton, Reino Unido 2002.

Wickens G. A , *The Uses of the Baobab (Adansonia digitata L.) in Africa (Os Usos do Baobá (Adansonia digitata L.) em África). In: Browse in Africa.* ILRI (também conhecido como ILCA e ILRAD): Addis-Ababa, Etiópia 1980.

6.2 Artigos

Abiona D. et als, "Análise Proximal, Rastreio Fitoquímico e Atividade Antimicrobiana das Folhas de Baobá (Adansonia digitata)", . *IOSR JAC 8 (*2015) p. 60-65.

Abioye V. F.et als, "Effects of different drying methods on the nutritional and quality attributes of baobab leaves (Adansonia digitata)", *Agric. Biol. J. N. Am 5 (*2014) p. 104-108.

Adanson M., "Description d'un arbre nouveau genre appelé Baobab, observé au Sénégal", *Hist. Acad. Roy. Sci.* (Paris) (1791) p. 218-243.
Adida Sarah , "Febre: o que é? Passeport Santé 28/12 (2022) 1-2.
Al-Qarawi A. A. et als, "Hepatoprotective Influence of Adansonia digitata Pulp", *Journal of Herbs, Spices & Medicinal Plants* 10 (2003) p. 1-6.
Aluko A. E., et als, "Nutritional Quality and Functional Properties of Baobab (Adansonia digitata) Pulp from Tanzania", *Journal of Food Research* 5/23 (2016).
Anne-Sohie O. 10 aliments anti-cancer à privilégier", Radis 06/09 (2021) 1-2.
Assogbadjo A.E. et als, "Caractères morphologiques et production des capsules de baobab (Adansonia digitata L.) au Bénin", *Fruits* 60/5 (2005) p. 327-340.
Assogbadjo A.E. et als, "Ecological diversity and pulp, seed and kernel production of the baobab (Adansonia digitata) in Benin", *Belgian Journal of Botany* 138/1 (2005) p. 47-56.
Assogbadjo A.E. et als, "Genetic fingerprinting using AFLP cannot distinguish traditionally classified baobab morphotypes", *Agroforestry Systems* 75 (2009) p. 157-165.
Assogbadjo A.E. et al, "Caractérisation et stratégies de conservation du baobab (Adansonia digitata L.) dans les paysages agraires du Bénin", . In: Mayaka T.B., De longh H. e Sinsin B. (eds) (2007). *Ecological restoration of African Savanna Ecosystems (Restauração ecológica de ecossistemas de savana africanos). Actas do terceiro Seminário Internacional do RNSCC, 6 de fevereiro, Cotonou, Benim. CEDC/CML*, Universidade de Leiden (2007) p. 35-50.
Assogbadjo A. E. als, "Caractères morphologiques et production des capsules de baobab (Adansonia digitata L.) au Bénin", *Fruits* 60/5 /09 (2005) p. 327-340.
Assogbadjo A.E. et als, "Folk classification, perception and preferences of baobab products in West Africa: consequences for species conservation and improvement", *Economic Botany* 62/1 (2008) p. 74-84.
Assogbadjo A.E. et als, "Patterns of genetic and morphometric diversity in baobab (Adansonia digitata L.) populations across different climatic zones of Benin (West Africa)", *Annals of botany* 97 2006) p. 819-830.
Assogbadjo A. E. et als, "Variation in biochemical composition of baobab (Adansonia digitata) pulp, leaves and seeds in relation to soil types and tree provenances", *Agriculture, Ecosystems & Environment* 157 (2012) p. 157, 94-99.
Aylor D. E., "Rate of dehydration of corn (*Zea mays*) pollen in the air" [Taxa de desidratação do pólen de milho (*Zea mays*) no ar]. *Journal of Experimental Biology* 54/391 (2003) p. 2307-2312.
Baidoo I. K. et als, "Major, Minor and Trace Element Analysis of Baobab Fruit

and Seed by Instrumental Neutron Activation Analysis Technique", *Food and Nutrition Sciences* 04 (2013) pp. 772-778.

Bannert M. et al, "Cross-pollination of maize at long distance", *European Journal of Agronomy* 27/1 (2007) p. 44-51.

Barker D. H. et als, "Internal and external photoprotection in developing leaves of the CAM plant Cotyledon orbiculata", Plant, Cell & Environnement, vol. 20 5 (1997) p. 617-624 (DOI 10.1111/j.1365-3040.1997.00078.x).

Baum, D. A. et al, "A review of chromosome numbers in Bombacaceae with new counts for Adansonia", *Taxon* 43/1 (1994) p. 11-20.

Baum D. A., "A systematic revision of Adansonia, Bombacaceae", *Annals of the Missouri Botanical Garden 82* (1995) p. 440-470.

Bolaños J. et al, "The importance of the anthesis-silking interval in breeding for drought tolerance in tropical maize", *Field Crops Research* 48 (1996) p. 65-.

Bonhomme R.M.et als, "Flowering of diverse maize cultivars in relation to temperature and photoperiod in multilocation field trials", *Crop Science* 34 (1994) p. 156-164.

Caron Michel "Glycine: what is it?", Futura 02/05 (2023) p. 1-3.

Chadare F. J. et als, "Baobab Food Products: A Review on their Composition and Nutritional Value", *Critical Reviews in Food Science and Nutrition* 49 (2009) p. 254-274.

Chadare F. J. et als, (2008), "Indigenous Knowledge and Processing of Adansonia Digitata L. Food Products In Benin", *Ecology of Food and Nutrition* 47 (2008) p. 47: 1-25.

Cisse M. et als, "Caractérisation du fruit du baobab et étude de sa transformation en nectar", *Fruits 64 (*2009) p. 64, 19-34.

Codjia, J.T.C. et als, 001). "Le baobab (Adansonia digitata), une espèce à usage multiple au Bénin. *Coco Multimédia, Cotonou, Benim* (2001).

Coe E. H. et als, "The genetics of corn". (1988) p. 81-257 *em* F. Sprague, J. W. Dudley, eds. Corn and Corn Improvement (Third Edition), Madison, Wisconsin, EUA.

Cook B. G. et als, "Tropical Forages: an interactive selection tool", Acedido em 24/08/2023 (https://www.tropicalforages.info/text/intro/index.html) p. 1.

De Caluwé E. et als, (2008). "Ethnic differences in use value and use patterns of baobab (Adansonia digitata L.) in northern Benin", *African Journal of Ecology* (2008).

Diop Aïda Gabar et als, "Le baobab africain (Adansonia digitata L.) : principales caractéristiques et utilisations", *Fruits* 61/1 (2005) p.
55-69.

Douie C. et als, "Verifying the presence of the newly discovered African

baobab, Adansonia kilima, in Zimbabwe through morphological analysis", *South African Journal of Botany* 100 (2015) pp. 164-168.
Edogbanya O. P. Estudo comparativo da composição aproximada das partes comestíveis de Adansonia digitata L. obtidas em Zaria, Estado de Kaduna, Nigéria.
MAYFEB", *Journal of Biology and Medicine* 1 (2016).
Florimond A., Pothet A., "Méristème végétatif" em ens-lyon.fr (consultado em 28/06/ 2023).
Gaiwe R. et als, "Calcium and mucilage in the leaves of Adansonia digitata (Baobab)", *International Journal of Crude Drug Research 27 (*1989,) p. 101-104.
Ghedira K., "Flavonóides: estrutura, propriedades biológicas, papel profilático e utilizações terapêuticas", Phytotherapie, vol. 3 4 (2005) p. 162 (DOI 10.1007⁄s10298-005-0096-8).
Gordon C. M.et als, "Amenorreia hipotalâmica funcional: uma diretriz de prática clínica da sociedade endócrina". J Clin Endocrinol Metab 102 /5 (2017) p. 1413-1439, 2017.
Hall A. J. et als, "Water stress before and during flowering in maize and its effects on yield, its components, and their determinants", *Maydica* 26 (1981) p. 26:19-38.
Hyacinthe T. et als, "Variability of vitamins B1, B2 and minerals content in baobab (Adansonia digitata) leaves in East and West Africa", *Food Science & Nutrition* 3 (2015) p. 3, 17-24.
Jensen J. S. et als, "A research approach supporting domestication of Baobab (Adansonia digitata L.) in West Africa", *New Forests* 41 (2011) p. 317-335.
Kerharo J et al, La pharmacopée sénégalaise traditionnelle - Plantes médicinales et toxiques, Vigot Frères, Paris, França, 1974.
Kamatou G. P. P. et als, "An updated review of Adansonia digitata: A commercially important African tree", *South African Journal of Botany* 77 (2011) pp. 908-919.
Kerharo J., "Le baobab, (Adansonia digitata), panacée africaine", *Quarterly Journal of Crude Drug Research:* 9/3 (1969) p. 1401-1408. Publicação online 27/09 (2008).
Khakimov B. et als, "A comprehensive and comparative GC-MS metabolomics study of non-volatiles in Tanzanian grown mango, pineapple, jackfruit, baobab and tamarind fruits",. *Food Chemistry* 213 (2016) p. 691-699.
Osman M. A., "Chemical and nutrient analysis of baobab (Adansonia digitata) fruit and seed protein solubility", *Plant Foods for Human Nutrition (Formerly Qualitas Plantarum) 59 (*2004) p. 29-33.

Kim E. O. et als, "Anti-inflammatory activity of hydroxycinnamic acid derivatives isolated from corn bran in lipopolysaccharide-stimulated Raw 264.7 macrophages", *Food and Chemical Toxicology* 50 (2012) pp. 1309-1316.

Kyndt T. et als, "Spatial genetic structuring of baobab (Adansonia digitata, Malvaceae) in the traditional agroforestry systems of West Africa", *American Journal of Botany* 96 (2009) p. 950-957.

McSteen P. et als, "A floret by any other name: control of meristem identity in maize", *Trends in Plant Science* 5 (2000) p. 61-66.

Nour A. A. et als, "Chemical composition of baobab fruit (Adansonia digitata L.)", *Tropical Science 22 (*1980) p. 383-388.

Œuvres complètes de Philippe Aureolus Theophraste Bombast de Hohenheim, dit Paracelse, vol. 2, Bibliothèque Chacornac, (1914) p. 192.

Parkouda C. et al, "Biochemical changes associated with the fermentation of baobab seeds in Maari: An alkaline fermented seeds condiment from western Africa", *Journal of Ethnic Foods* 2 (2015) p. 58-63. Cf F.

Parkouda C., et als, "The microbiology of alkaline-fermentation of indigenous seeds used as food condiments in Africa and Asia", *Critical Reviews in Microbiology* 35 *(*2009) p. 139-156.

Parsa A., "Medicinal plants and drugs of plant origin in Iran", *Qualitas Plantarum etMateriae Vegetabiles 5* (1959) p. 375- 394.

Patrut Adrian et als, "Age and architecture of the largest African Baobabs from Mayotte, France", DRC Sustainable Future*: Journal of Environment, Agriculture, and Energy* 1 (2020) p. 33-47 (DOI 10.37281/DRCSF/1.1.5).

Pearson Alice, "Baobab powder. Os seus múltiplos benefícios", *Myprotein* (2017) p. 15.

Perez Juia, "Baobab, the pharmacist's tree", Darwin Nutrition 8/12 (2022) p. 1-6.

Revanka Sonjay G.r, "Presentation of fungal infections", *The MERCK Manual* 04 (2021) p. 1-3.

Ray Marie-Céline, "10 plantas diuréticas", La Nutrition. Bon à manger, bon à savoir 19/11 (2020) 1-2.

Salih N. et al, "Phenolics and fatty acids compositions of vitex and baobab seeds used as coffee substitutes in Nuba Mountains, Sudan", *Agriculture And Biology Journal Of North America* 6 (2015) p. 90-93.

Sanogo D. et als, "Evaluation of fruit production of natural stands of Baobab (Adansonia digitata L.) in two climatic zones in Senegal", *Journal of Applied Biosciences* 85 (2015).

Sharma B. K. et als, "Adansonia digitata L. (Malvaceae) a threatened tree species of medicinal impor tance", *Medicinal Plants - International Journal of Phytomedicines and Related Industries* / (2015) p. 173.

Singh S. et als, "Medicinal uses of adansonia digitata l.: an endangered tree species", *Journal of Pharmaceutical and Scientific Innovation* 2 (2013) pp. 14-16.
Soloviev P. et als, "Variabilité des caractères physico-chimiques des fruits de trois espèces ligneuses de cueillette récoltés au Sénégal: Adansonia digitata , Balanites aegyptiaca et Tamarindus indica", *Fruits* 59 (2004,) p. 109-119.
Suliman M. B. et als, "Composição Química e Atividade Antibacteriana de Extractos Brutos da Planta Medicinal Sudanesa Adansonia digitata L", *Química de Materiais Avançados 2* (2017) p. 2
Venter S. M. et als, "Baobab (Adansonia digitata L.) fruit production in communal and conservation land- use types in Southern Africa", *Forest Ecology and Management* 261 (2011) p. 630-639.
Von Linné Carl, Hortus Upsaliensis, exhibens plantas exoticas, Laurentii Salvii (1748) p. 236.
Weng C.-J. et al, "Chemopreventive effects of dietary phytochemicals against cancer invasion and metastasis: Phenolic acids, monophenol, polyphenol, and their derivatives", *Cancer Treatment Reviews* 38 (2012) p. 76-87.
Wickens G. E." The baobab: Africa's upside-down tree", *Kew Bulletin* 37 (1982) p. 173-209.
Yusha'u M. et als, "Antibacterial activity of Adansonia digitata stem bark extracts on some clinical bacterial isolates", *International Journal of Biomedical and Health Sciences 6* (2010) p. 129-135.
Zhigila D. A. et als, "A. Numericaò Taxinomia em Variedades de Adansonia Digitata L", *Annals. Ciência e Tecnologia Alimentar* 16 (2015) p. 157-160.

6.3 Sittografia

"Cancro: os diferentes tipos de tratamento", consultado em 18/06/2023 (https://www.roche.fr/fr/patients/info-patients-cancer/traitement-cancer/traitements- cancer.html) 1-3.
"Conselhos de saúde. Les plantes qui luttent contre les cancers", MeSoigner.fr, Acesso em 18/06 (2023) 1-2 (https://www.mesoigner.fr/conseils/590-les-plantes-qui- luttent-contre-les-cancers).
Decrouy Antoine, "Composição de uma flor - as diferentes partes de uma flor", Projet Ecolo 12/05(2023) 1-3 , Acedido em 25/06/2023 (https://www.projetecolo.com/composition-d-une-fleur-les-differentes-parties-d-une- fleur-192.html).
"Glucose", *SCF*, consultado em 26/09/2023 (https://new.societechimiquedefrance.fr/produits/glucose/) p. 1-3.
Joan V. et al, "Amenorrhea" , The MSD Handbook (MD, University of Virginia Health System; Medical Review Jan. 2023), Acedido em 18/06 /2023

(https://www.msdmanuals.com/fr/professional/gyn)
"La feuille, description globale", Les Jardins du Gué 27/12 (2010), consultado em 25/06/2023 (https://www.jardinsdugue.eu/la-feuille-description-globale/)
"O baobá em África, mais do que um símbolo, um recurso: a árvore das mil utilizações", *Futura* , consultado em 17/04/2024
(https://www.futura-sciences.com/planete/dossiers/botanique-baobab-arbre-pharmacist-tree-life-666/page/6/) p. 1-8.
"As partes de uma planta", Parlons Sciences 26/01 (2023) 1-3, consultado em 08/03/.
2024(https://parlonssciences.ca/ressources-pedagogiques/documents-informação/partes-de-uma-planta).
"Plantas com propriedades: febrífuga", Génial Végétal, Acedido em 26/06/2023 (https://www.genialvegetal.net/+-Plantes-propriete-febrifuge-+) p. 1-3.

6.4 Fontes orais

AGOSSOU Nounagnon Marcel, exorcista leigo em Cotonou AHLEGNAN Émile, médico tradicional em Calavi.
AHOUANGAN Koffi Lucien, médico tradicional em Banamè-Awolokpodji
AKABASSI Benjamin, médico tradicional no Centro Za-Kpota
ALLINHLENON Sylvain, médico tradicional, especialista em fracturas e luxações em Tindji.
ATTINHOUHOU Thomas, médico tradicional no Centro Za-Kpota
AWONON Bienvenu, médico tradicional do Centro Za-Kpota
AWONON Pierre, médico tradicional no Centro Za-Kpota
Daa Bokonon Segan, médico tradicional, adivinho, sacerdote de Fa (Bokonon) em Affossogba
Daa Yanon: curandeiro e sacerdote adivinho de Fa (Bokonon) em Tindji GOGBE Elie, médico tradicional, especialista em doenças mentais em Davègo.
HOUNNON GAHOU Miwakponhami, sacerdote do Trono Vodu e médico tradicional no Centro Za-Kpota.
HOUNON Pascal, médico tradicional no centro de Za-Kpota
KPOHAZOUNDE Alain, Pastor do Cristianismo Celestial em Agondokpé
KOUDJE Didier, médico tradicional em Za-Kpota-Centre
KOUDJÈ Thon Jérôme, médico tradicional no Centro Za-Kpota
KOUDJÈ Toussaint, médico tradicional em Za-Kpota.
KPONHINTO Gérard, médico tradicional no Centro Za-Kpota LANGBEGNON Hervé, médico tradicional em Bohicon. SONON Pascal, evangelista do cristianismo celestial em Za-Kékéré

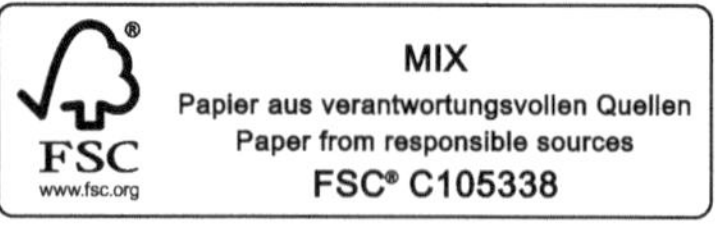

Printed by Books on Demand GmbH, Norderstedt / Germany